いちばん親切でくわしい

緑内障の教科書

井上眼科病院院長
井上賢治

世界文化社

特に自覚症状はないのに、見えにくいと気づいたときにはかなり進行している恐ろしい目の病気の一つが、緑内障です。

緑内障は、主に眼圧が上昇して視神経が傷つき、視野が徐々に狭くなる病気です。日本における中途失明原因の第一位であり、現代の医療では完治が難しいのが実情です。

とはいえ、**緑内障は早期に発見し、初期段階から適切な治療を行えば、決して怖い病気ではなく、かなりの確率で失明せずに生涯を過ごすことができます。**

自覚症状がないために放置されがちで、診断されたときはすでに末期であることが多く、治療効果が望めないこと、治療の中心である「毎日の点眼」をサボり、悪化させてしまうことなどが失明を引き起こす原因となっていると言えます。

実は、ある調査で40歳以上の20人に一人が緑内障にかかっていることがわかりました。さらに、この調査で緑内障とわかった人の約9割が病気に気づいていませんでした。現在、国内には500万人ほどの緑内障患者がいるとされていますが、自覚症状が乏しい病気であるということも重なって、実際にはもっと多くの人が緑内障であると考えられています。

また、緑内障には、「なりやすい人」がいます。それは、強度の近視の人、血縁者に緑内障患者がいる人、目の中の隅角と呼ばれる部分が生まれつき狭い人などです。それ以外に、眼圧を上げやすい生活習慣もあります。代表的なのは「下を向くこと」です。**スマートフォンを長時間見る、デスクワークなどで手元を1日中見ているといった習慣のある人は、目に強い負担がかかっている可能性が高く、注意が必要です。**

このように緑内障は、決して高齢者や遺伝的要因のある人だけの特別な病気ではなく、目を酷使するすべての現代人が注意するべき病気であると言えるのです。

よって、現時点で緑内障と診断されていなくても、もしかすると初期の緑内障もしくは緑内障予備軍である可能性の高い人はひじょうに多いと言えます。

本書では緑内障という病気の種類や症状、進行、検査、治療の種類や流れ、症例など、病気を正しく理解するための情報を網羅しています。

そして、私が特にお伝えしたいのは、とにかく40歳を過ぎたら定期的に検査を受け、早期発見を心がけていただきたいということです。緑内障において、早期発見は最大の防御です。通常の視力検査では緑内障は発見できません。そのため、1年に1回は人間ドックや眼科ドックなどで定期的な検査を受けてほしいのです。**要再検査や何らかの異常が指摘されたら、絶対に放置しないで必ず精密検査を受けましょう。**必要な検査については第2章で詳しく解説しています。

第3章では緑内障だけでなく、目の健康をトータルで守るために役立つ生活習慣のコツを紹介しています。どれもすぐに実践できる簡単なものばかりなので、できることから生活に取り入れてみてください。

そして、すでに緑内障と診断された人は、とにかく毎日の点眼を欠かさないことが大切です。**目薬をきちんとさし、眼圧を適正に保つことが緑内障治療の主体であり、進行や悪化を食い止めることが期待できます。**眼圧を1㎜Hg下げることで、失明リスクは10%も下がると言われていますから、第4章を参考にして目薬の作用や習慣づけるコツを知っておきましょう。

第5章では緑内障のレーザー治療や手術療法について解説しています。最新治療や治療の選択肢を前もって知っておくことで、スムーズに治療に取り組むことができるでしょう。

第6章では、緑内障患者さんの治療経過を紹介しています。成功例をはじめ、悪化してしまったケースなど、緑内障のたどる道がわかるとともに、治療の参考として大いに役立つはずです。

第7章では加齢とともに注意したいその他の目の病気について解説しています。

長寿社会に生きる私たちにとって、長い人生を健康で快適に過ごすため、良好な視力は欠かせません。**情報の9割が目から入ると言われており、目が悪くては、ましてや失明してしまってはせっかく長生きしても充実した楽しい人生は送れないでしょう。**情報が入らないので脳を使わなくなり、脳の機能が落ちて認知症になる可能性も高まりますから、目を守ることは認知機能を生涯にわたって正常に保つことにもつながります。

本書で正しい知識を身につけて、「一生見える目」を手に入れましょう。

井上眼科病院 院長　井上賢治

第1章　緑内障ってどんな病気？【緑内障A to Z】

第2章 早期発見で緑内障を見逃さない【検査と診断】

第3章 緑内障を遠ざけ目の健康を守る【やめる習慣・始める習慣】

第5章 緑内障の治療法【レーザー治療・手術療法】

第6章

緑内障の症例報告【主な8つのケース】

第7章

加齢に伴う目の変化【知っておきたい目の病気】

初期は自覚症状がまったくないことも

視野の欠けは軽度だと気づきにくい。また、片方の目の視野欠損を、もう片方の目が補完するため、自覚症状がないことも多い。

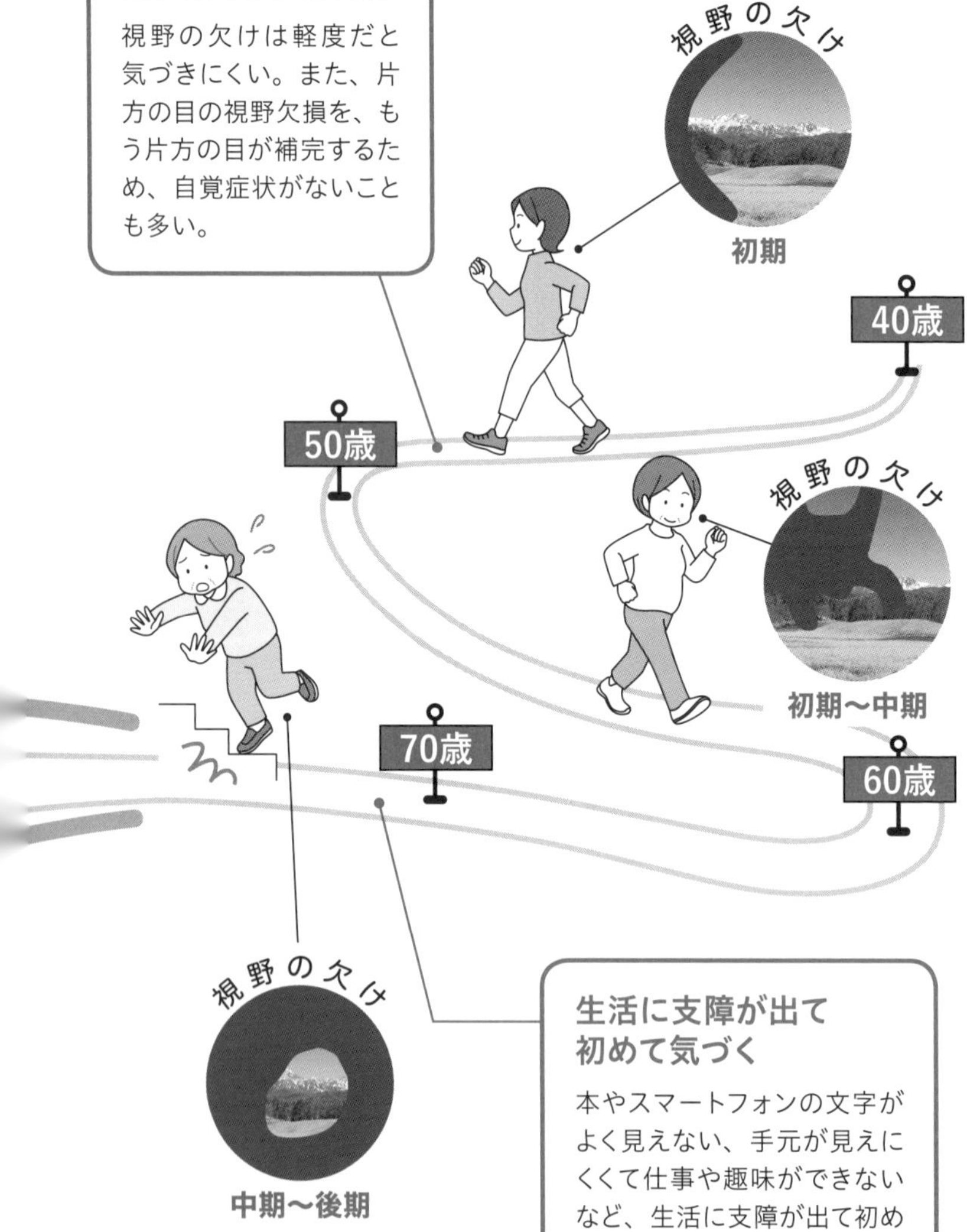

生活に支障が出て初めて気づく

本やスマートフォンの文字がよく見えない、手元が見えにくくて仕事や趣味ができないなど、生活に支障が出て初めて視野障害に気づく。

失明するって本当?

緑内障のロードマップ

緑内障は40代頃から始まっていることも多く、加齢とともにじわじわと進行し、放置すれば失明する可能性もあります。できるだけ早期に発見し、適切な治療を続ければ、失明を回避することは可能です。

適切に治療すれば 失明は防げる

緑内障の治療の基本は点眼薬による眼圧のコントロール。地道に続け、必要に応じて手術などを実施することで視力を維持する。

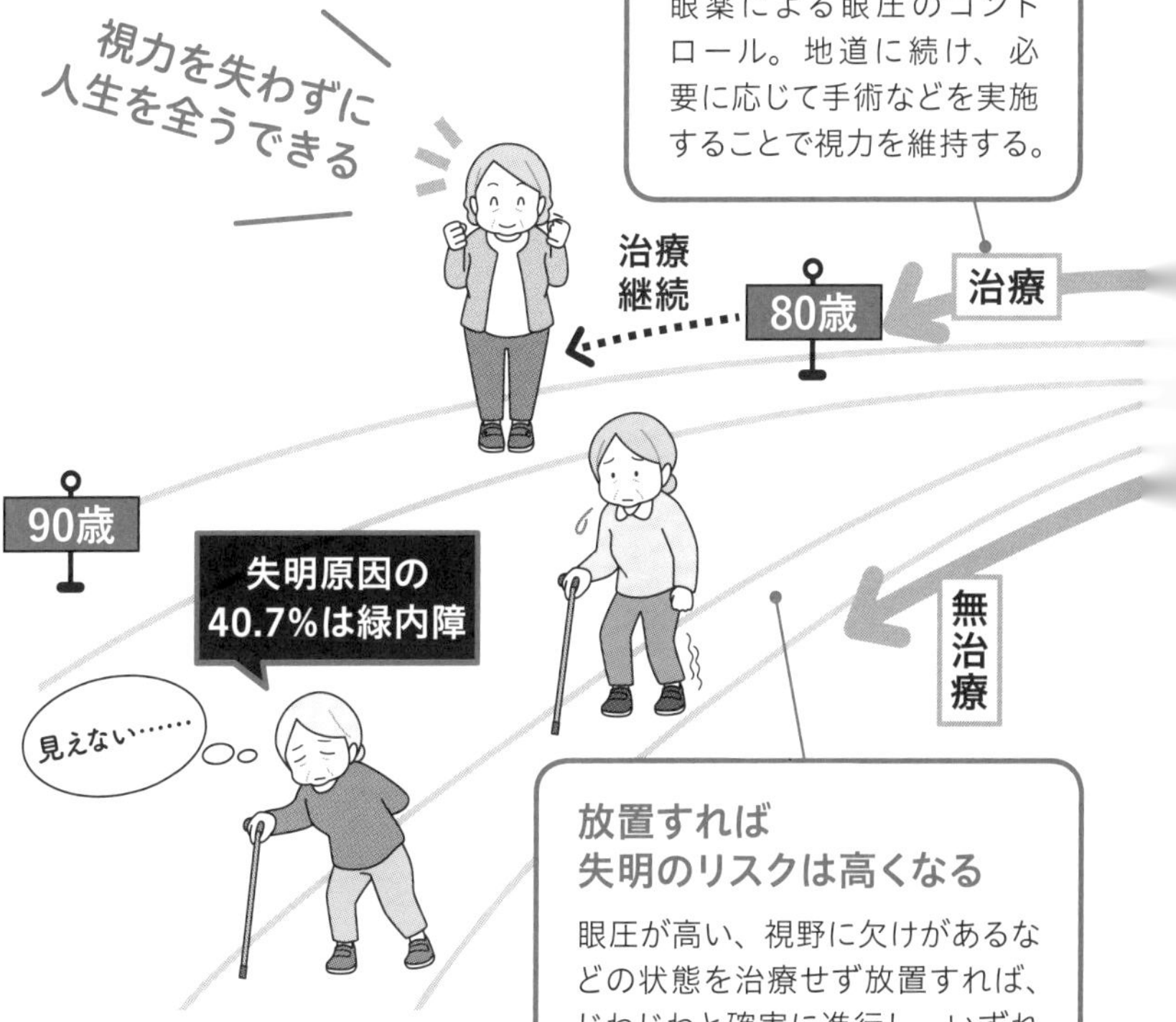

視力を失わずに人生を全うできる
治療継続
80歳
治療
90歳
失明原因の40.7%は緑内障
見えない……
無治療

放置すれば 失明のリスクは高くなる

眼圧が高い、視野に欠けがあるなどの状態を治療せず放置すれば、じわじわと確実に進行し、いずれ失明してしまうリスクがある。

70歳以上の10人に一人が有病者
緑内障は誰でもかかりうる身近な病気

「緑内障」と聞くと、「いずれ失明する怖い病気」といったイメージを持つ人が多いかもしれません。たしかに、日本における中途失明（生まれつきでない失明）の原因の第1位は緑内障です。これには、緑内障の特徴である「自覚症状の乏しさ」が関係しています。

緑内障の年代別有病率を見ると、70歳以上の10人に一人、40歳以上の20人に一人がかかる「めずらしくない病気」であることがわかります。ですが、この調査では、発症している人の約90%は病気に気づいていなかったのです。失明してしまった人の多くは、気づいたときには病気が進行した状態で、治療効果が思うように得られなかった可能性が高いと考えられます。誰でもかかりうる身近な病気だからこそ、とにかく定期検査による予防と早期発見を心がけることが大切です。

緑内障の年代別有病率

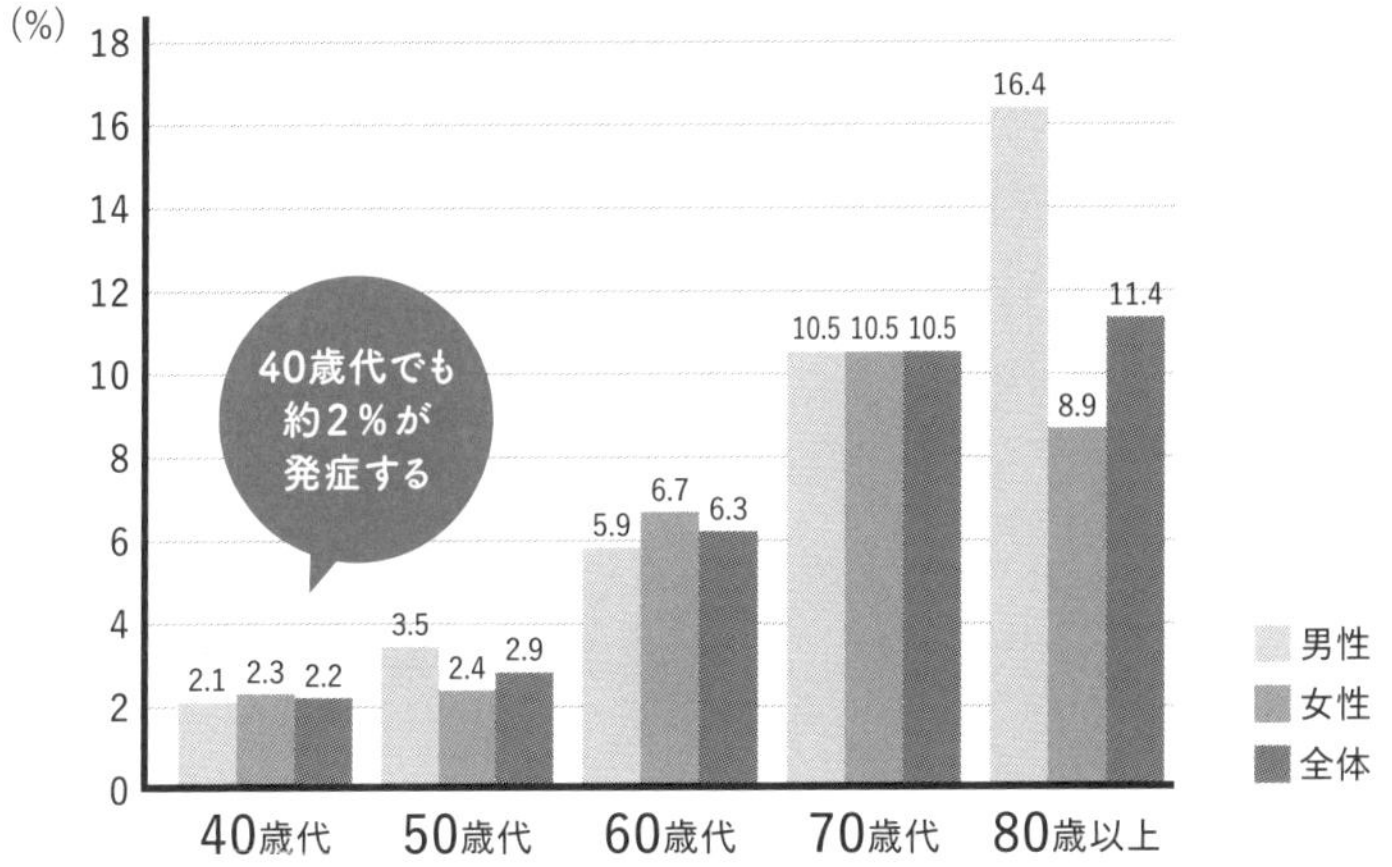

出典：日本緑内障学会「日本緑内障学会多治見緑内障疫学調査（通称：多治見スタディ）」報告

日本における中途失明の原因

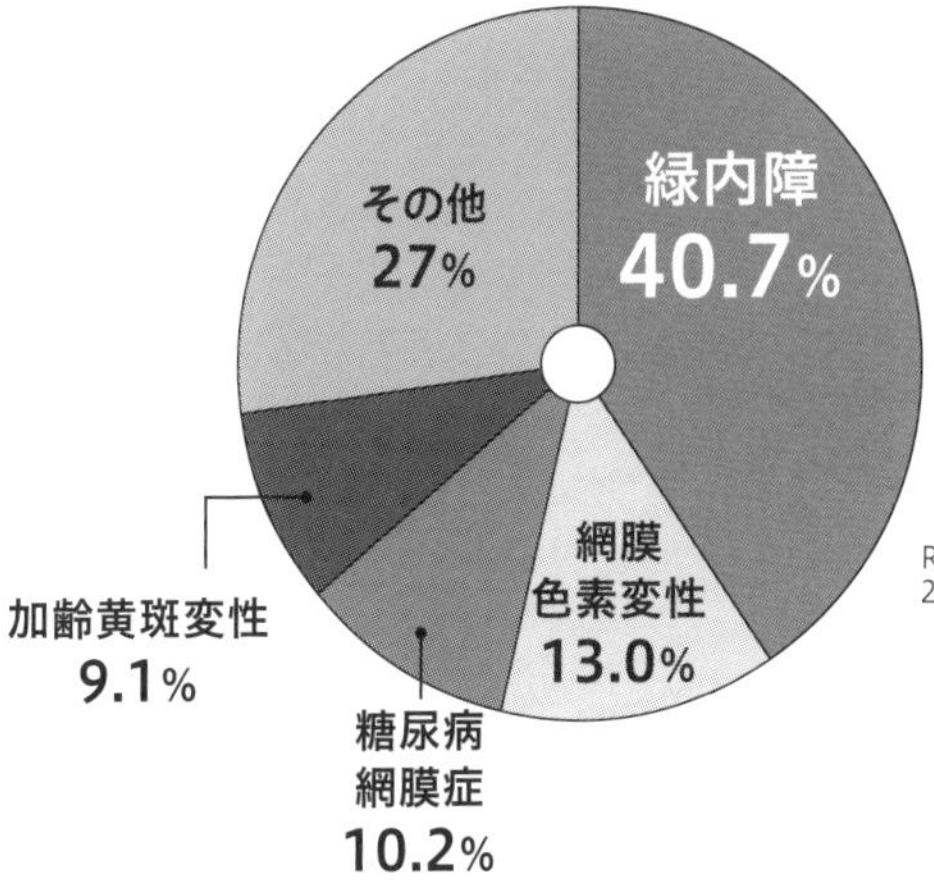

病気を放置すると失明の可能性も

日本では、中途失明の原因疾患の第1位が緑内障。失明を防ぐには早期発見と治療の継続が大切です。

Ryo Matoba, et al. JJO, 67：346-352, 2023

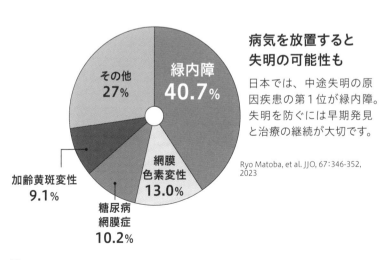

緑内障は、初期段階では自覚症状に乏しく、大半は進行もゆっくりで、自分では気づきにくい病気です。40 歳を過ぎたら、定期的に眼科で目の検査を受けたり、セルフチェックをしたりして、早期発見を心がけましょう。

カレンダーなどを片方ずつの目で見て視野の欠けをチェック

→ P.88

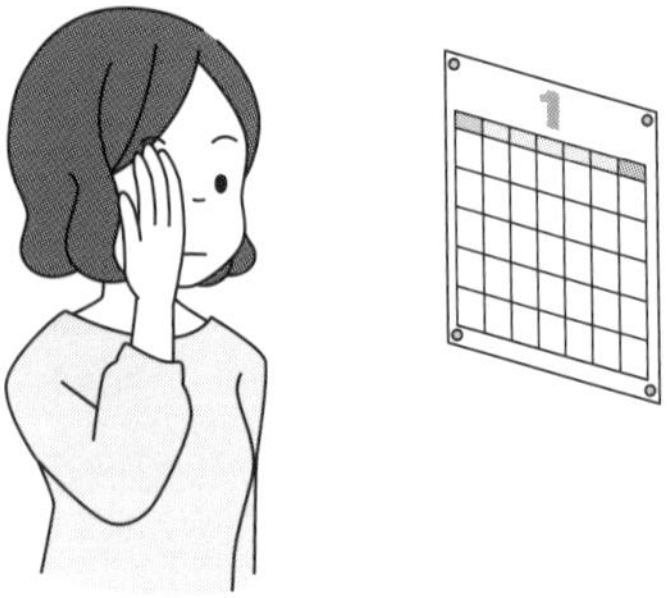

長時間うつむき姿勢でデスクワークをする人や遠視の人は要検査

→ P.74、95

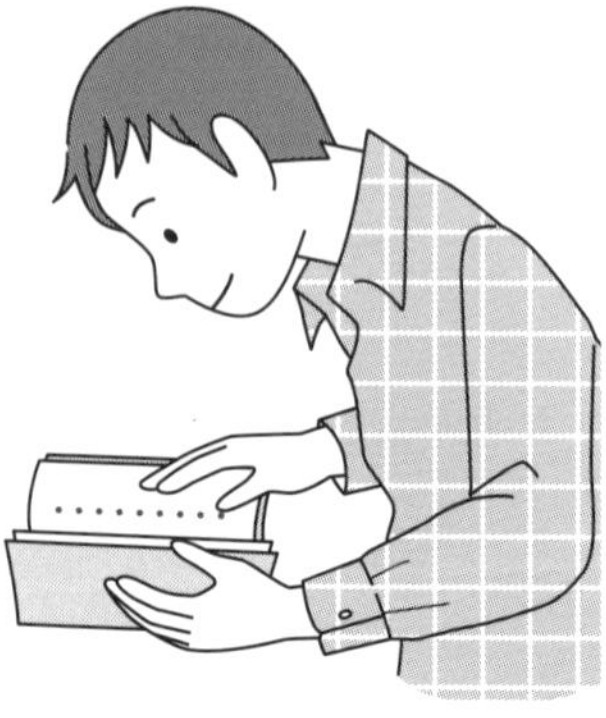

＼目のサイレントキラー「緑内障」から目を守る！／

戦略1 早期発見が何より大切 40歳を過ぎたら検診を

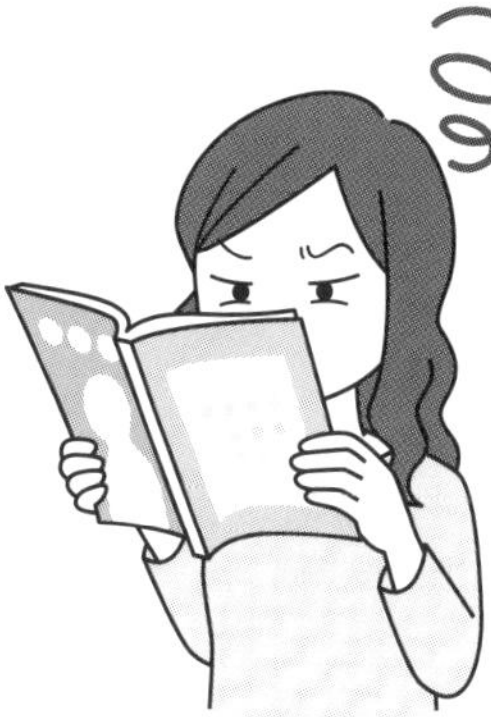

近視の人は
視神経が傷つき
やすく、
緑内障のリスクが
高い

→ P.30

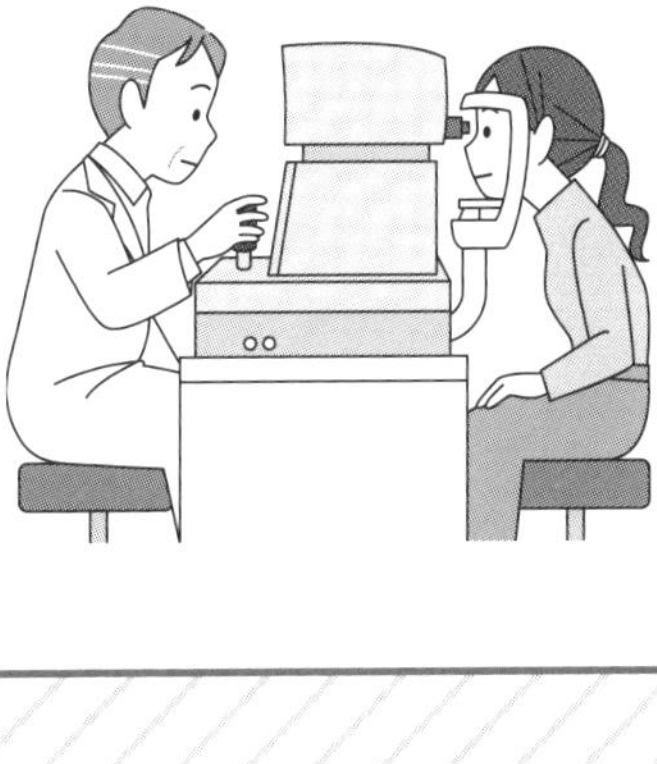

人間ドックで
視神経乳頭や
眼圧に異常が
見つかったら
必ず眼科へ

→ P.66

緑内障は、誰でもかかる可能性のある病気ですが、特にかかりやすいタイプの人もいます。以下のような項目に当てはまる人は、目に不調を感じていなくても検査をきちんと受けることを心がけましょう。

☑ 強度近視

強度近視の人は、近視でない人の2倍以上緑内障になりやすい。

→ P.30

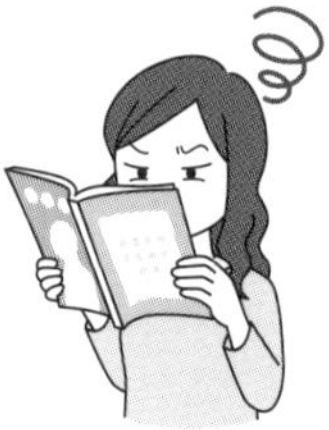

☑ 血縁者に緑内障患者がいる

緑内障は遺伝的要因による発症が指摘されている。血縁者に緑内障患者がいる人は、緑内障にかかるリスクが高い。

→ P.56

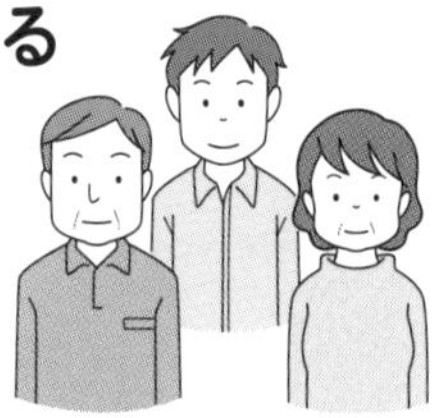

☑ 先天的な狭隅角

遠視の人や、もともと隅角が狭い目の構造をしている人は緑内障になりやすいので、定期的なチェックが必要。

→ P.32、36

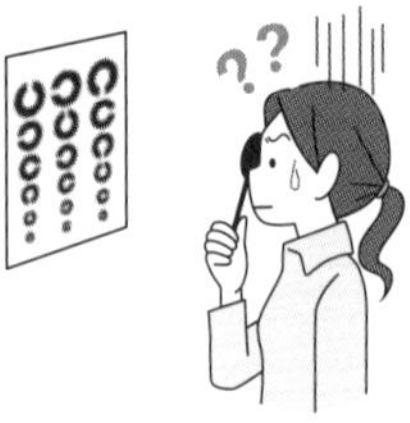

＼ 目のサイレントキラー「緑内障」から目を守る！ ／

戦略2 緑内障になりやすい人の特徴を知っておこう

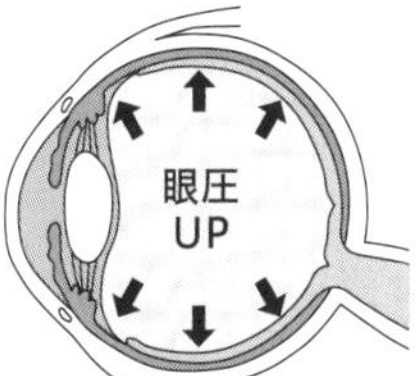

☑ 眼圧が高い

眼圧が高い人は緑内障のリスクが高い。ただし眼圧が正常値内でも緑内障になる場合がある。

→ P.34

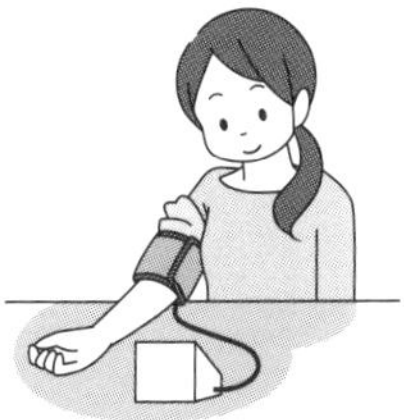

☑ 高血圧

詳しいメカニズムはわかっていないが、高血圧が緑内障のリスクであることが知られている。

→ P.56

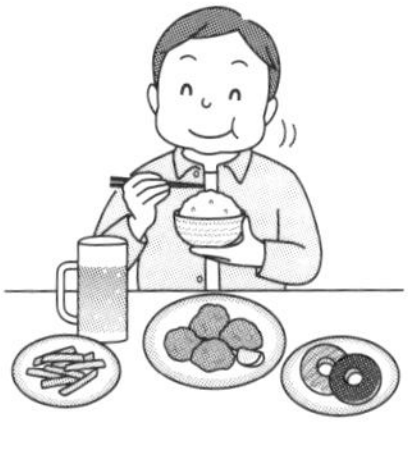

☑ 高血糖・糖尿病

糖尿病の合併症である糖尿病網膜症では、網膜に生じた新生血管などにより緑内障になることがある。

→ P.40

緑内障と診断されたら、眼圧を下げるための治療を行います。眼圧は1㎜Hg下がるだけで失明リスクを10%も下げられます。大切なことは、点眼と通院を中断しないこと、そして、目によい習慣をできる範囲で続けることです。

必要なら、リスクも考慮し、時期を逃さずレーザー治療や手術も

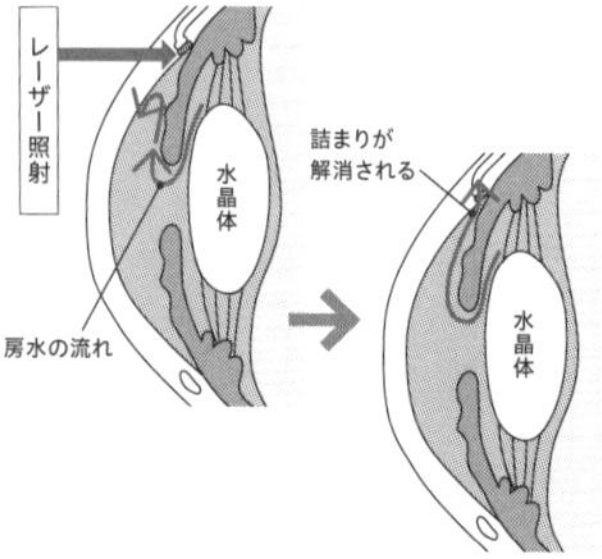

レーザー治療 → P.166
手術療法 → P.168

目を休ませ、抗酸化食材をとり、適度な運動をして目を守ろう

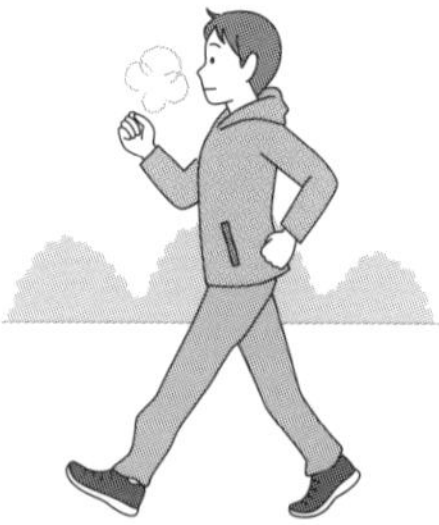

目によい行動 → P.110 ～
目によい食事 → P.118 ～
目によい運動 → P.136 ～

＼目のサイレントキラー「緑内障」から目を守る！／

戦略 3

眼圧1mmHg低下で失明リスク10％減！

適切な治療と習慣で目を守る

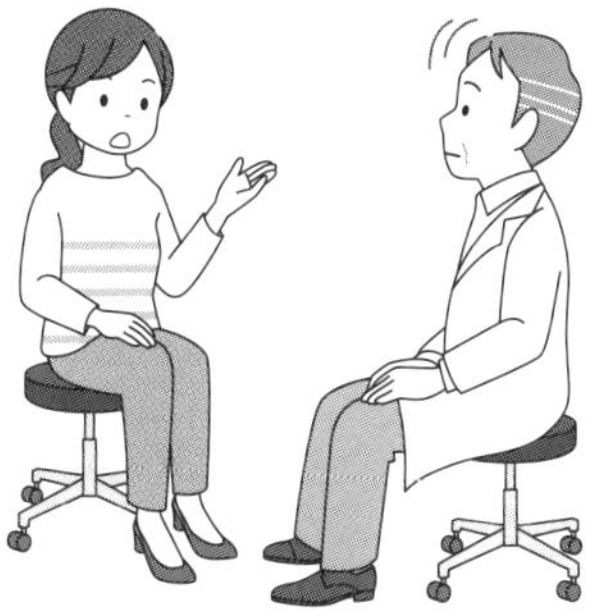

治療開始後も定期受診は必須。眼圧や視神経の状態の変化を確認

→ P.48

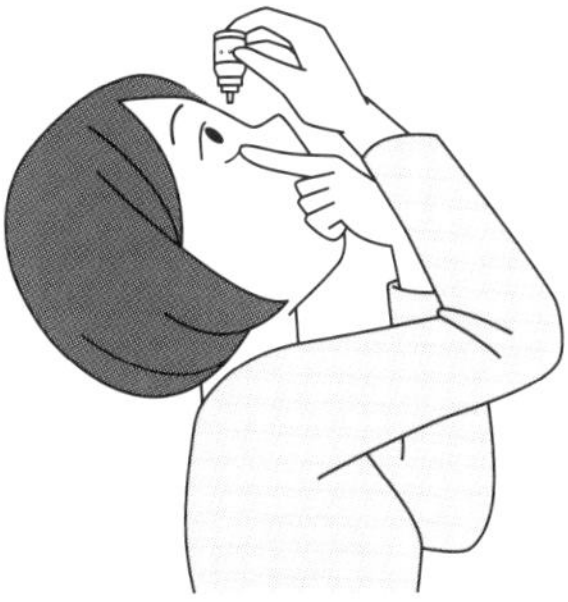

いかに点眼をしっかり継続できるかが、緑内障治療のポイント

→ P.144

第1章

緑内障ってどんな病気？

【緑内障 AtoZ】

視神経がダメージを受けて視野が欠ける病気

「眼圧が高くなる病気」は正確ではない

緑内障は、眼から脳に視覚の信号を送る視神経が障害され、視野が欠けていく病気で、あおそこひ（青底翳）とも呼ばれます。名前の「緑」は、昔ヨーロッパでこの病気の患者の目が緑色に見えたことが由来とされています。しかし私たち日本人の目はほとんどが黒や焦げ茶色ですから、目が緑色になって緑内障に気づくということは、ほとんどありません。

緑内障は〝眼圧が高くなる病気〟というイメージを持っている人も少なくないでしょう。でもそれは正確ではありません。確かに緑内障にとって眼圧は重要な問題なのですが、眼圧が正常値よりも高いのに緑内障にならない人もいれば、眼圧が正常値の範囲内なのに緑内障になる人もいます。**つまり、必ずしも〝眼圧が高い＝緑内障〟ではないのです。**眼圧については、正常値より、自分にとって最適な値を知

眼圧は眼球の内側からの圧力

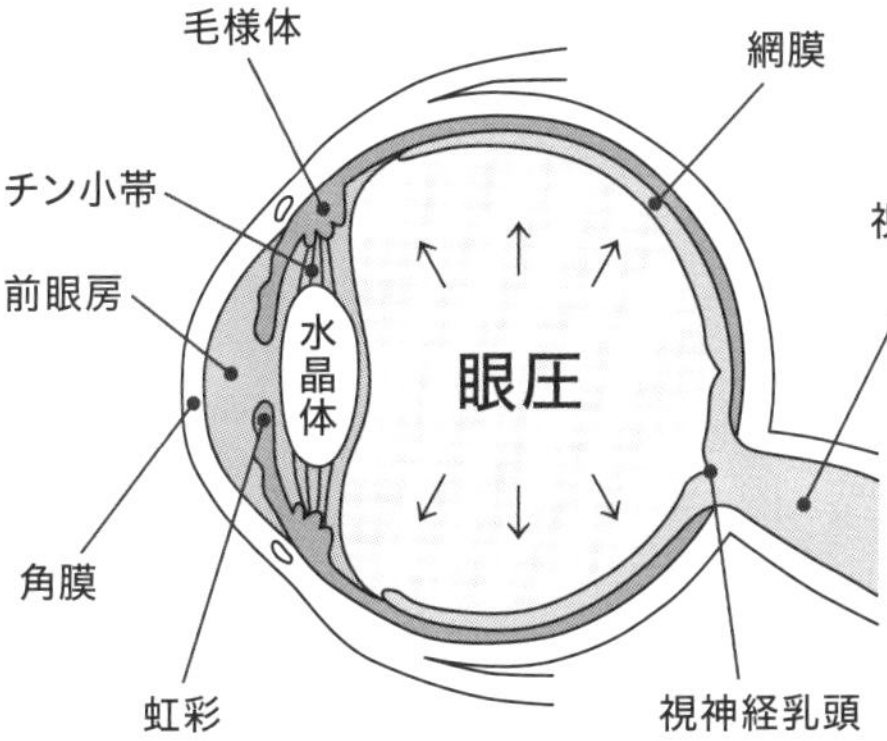

眼圧は眼球に適度な硬さを与え丸い形を保つ。眼圧が保たれていることで、眼球が凹まないようになっている。

り、それを保つことが大切です。

　では眼圧とは何でしょうか。**眼圧とは、眼球の内側からの圧力のことで、眼球の硬さを生むものです。**目を閉じて、まぶたの上から眼球にそっと触れてみてください。眼球には適度な硬さがあり、ペコッと凹んでしまうことはありませんよね。それは内側から眼圧がかかっているからです。

　眼圧は、レンズの役割をする水晶体《すいしょうたい》より前の部分を満たしている房水《ぼうすい》によって保たれています。房水は、水晶体を吊っているチン小帯《しょうたい》の根元にある毛様体《もうようたい》から湧き出して、水晶体と虹彩《こうさい》の間を流れて前眼房《ぜんがんぼう》へ出た後、虹彩と角膜《かくまく》に挟まれた

房水は常に流れている

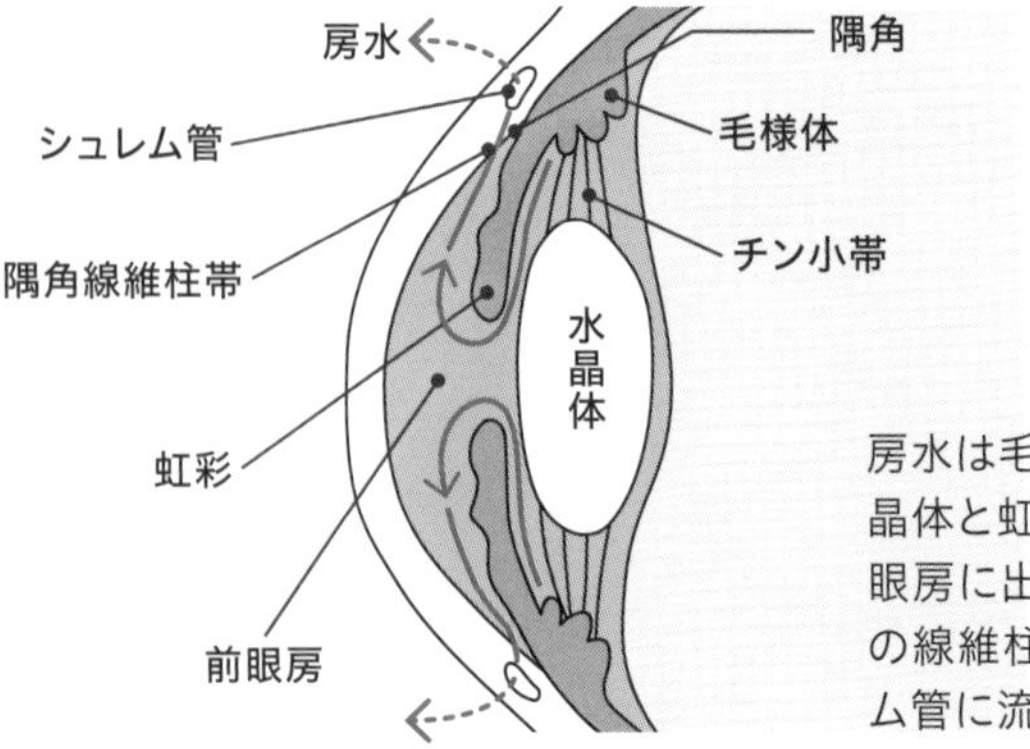

房水は毛様体から出て、水晶体と虹彩の間を通って前眼房に出る。そこから隅角の線維柱帯を通ってシュレム管に流れる。

部分の隅角《ぐうかく》にある隅角線維柱帯《ぐうかくせんいちゅうたい》を抜け、シュレム管と呼ばれる静脈へと流れ出ていきます。**この房水の通り道や出口がふさがったり詰まったりして房水の流れが滞ってしまうと、眼圧が上がってしまいます。**

眼圧が上がると、眼球の奥から視神経《ししんけい》が出ていくところの視神経乳頭《ししんけいにゅうとう》が強く圧迫され、視神経がダメージを受けてしまいます。視神経は一度壊れると元には戻らないため、壊れた神経が担当していた部分が見えなくなり、神経のダメージが広がると、やがて失明してしまう危険もあるのです。

緑内障はその原因によっていくつかの

房水の流れが滞ると眼圧が上がる

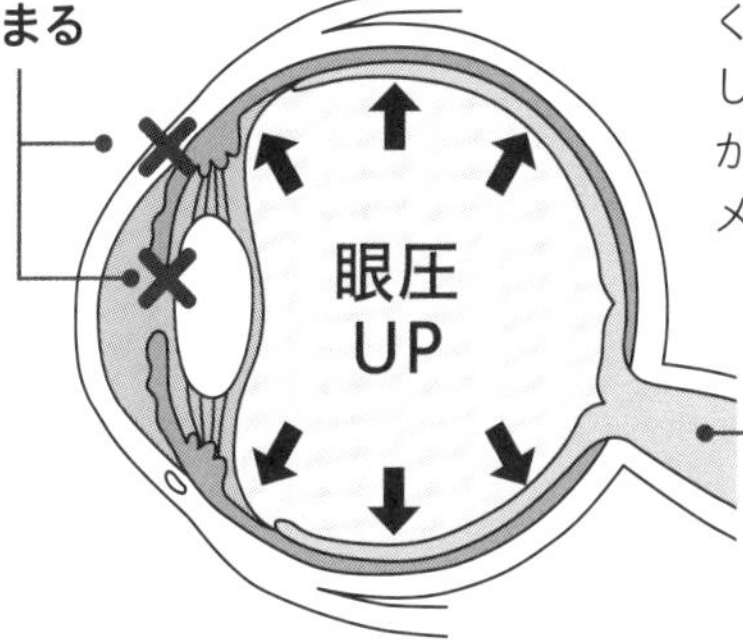
房水の通り道や出口が詰まる
房水の通り道や出口が狭くなったりふさがったりして房水が溜まり、眼圧が上がって、視神経にダメージを与える。
視神経乳頭に圧がかかって視神経がダメージを受ける

タイプに分けられます。タイプによって治療法などが違うので、まずは自分のタイプを知りましょう。

また、緑内障は多くの場合、進行がゆっくりで、初期の段階ではほとんど自覚症状があらわれません。視野が欠けるなどの症状を自覚したときには、すでに病気がある程度進行しています。そして、治療を始めるのが早ければ早いほど、失明などの深刻な事態に陥るのを食い止めることができます。

自覚症状がほとんどないからこそ、40歳を超えたら定期的に目の検査を受け、予防と早期発見に努めましょう。

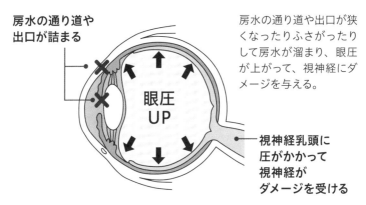

緑内障は10年スパンでゆっくり密かに進行する

視野が欠け始めても気づきにくい

視神経は、約120万本もの細い神経線維の束で、神経線維は1個の神経細胞から伸びる電線のようなもの。1個1個の神経細胞に視野の担当エリアが決まっているため、ある神経細胞が壊れると、その担当エリアが見えなくなります。

緑内障では10〜20年という長い時間をかけて徐々に神経細胞が壊れていくため、視野の欠けもゆっくりと進みます。偶然、視野の真ん中が欠けていれば、おかしいなと思うこともありますが、視野のまわりの部分に見えないところがあっても、なかなか気づくことができません。また、片目に視野の欠けがあっても、もう片方の目がそれを補ってしまうため、見えなくなっていることに気づかないことも多いです。たとえば視野の半分ほどが欠けてしまう緑内障の中期になっても、日常生活の中では異変に気づかないことがあるのです。

視野は徐々に欠けていく

視野の欠けの変化

初期

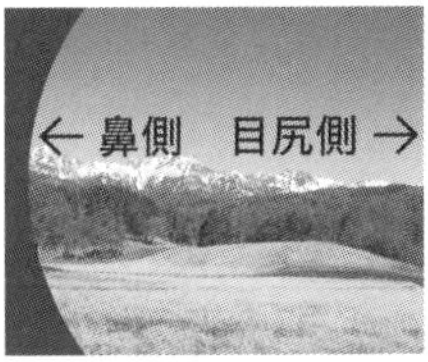

- □ 周辺に見えないところが生じる
- □ 鼻に近いところから始まることが多い
- □ ほとんど気がつかない

中期

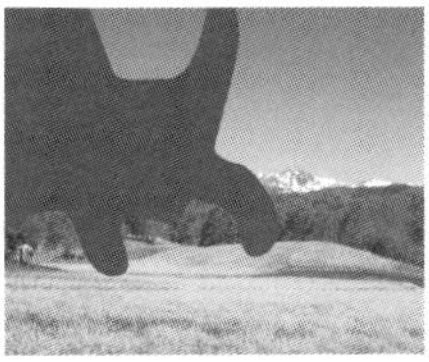

- □ 見えない範囲が広がる
- □ 両目が互いに補うため異変に気づかない

後期

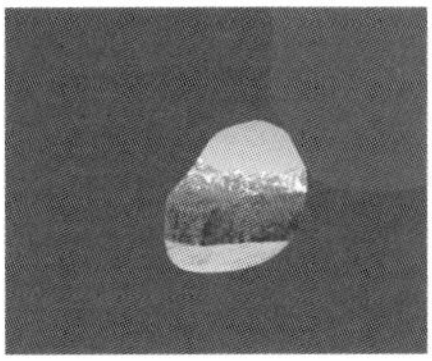

- □ 視野の大半が見えなくなる
- □ この段階で気づくことが多い

欠けに気づかない理由

左目の視野

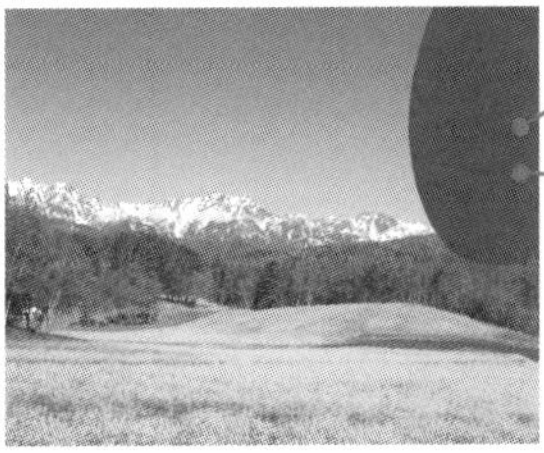

欠け

右目の視野

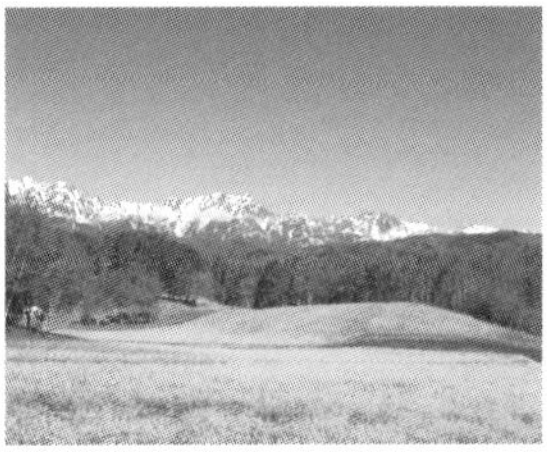

右目が欠けた部分を補ってしまう

片方の目に視野の欠けた部分があっても、もう一方の目で見えていれば欠けた部分の情報が補われるので、見えないことに気づかない。

近視の人こそ予防に努めよう

眼球が前後に引っ張られていて視神経が傷つきやすい

近視は緑内障のリスクです。特に強度近視と呼ばれる状態の人は、緑内障になるリスクが近視でない人の2倍以上も高いことがわかっています。強度近視とは、屈折度の単位であるジオプトリー（D）がマイナス6・00Dを超えている場合を指します。近視の人は、眼球の前後の長さ（眼軸長《がんじくちょう》）が長くなっています。眼球が前後に引っ張られた状態で、視神経や網膜にも強い負荷がかかっているため、ダメージを受けやすいのです。

近視は大人になってからでも悪化します。特に近年は、スマートフォンの使用で近くを見る時間が圧倒的に増えていて、目にかかる負担は昔に比べて格段に大きくなっています。緑内障を予防するには、下を向く時間やスマートフォンを見る時間を減らし、軽度の近視のうちから年に1回は眼科で検診を受けることが大切です。

近視の眼球は前後に長い

正常な眼球

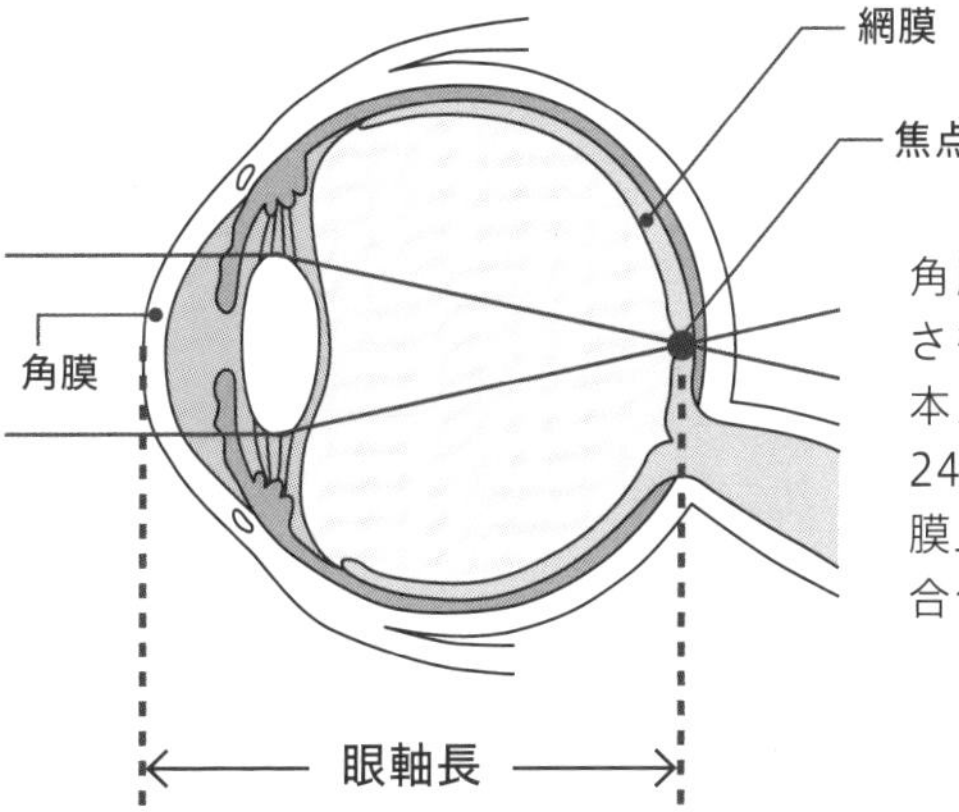

角膜から網膜までの長さを眼軸長と言う。日本人の眼軸長の平均は24mm 程度。焦点は網膜上に結ばれ、ピントが合う。

強度近視の眼球

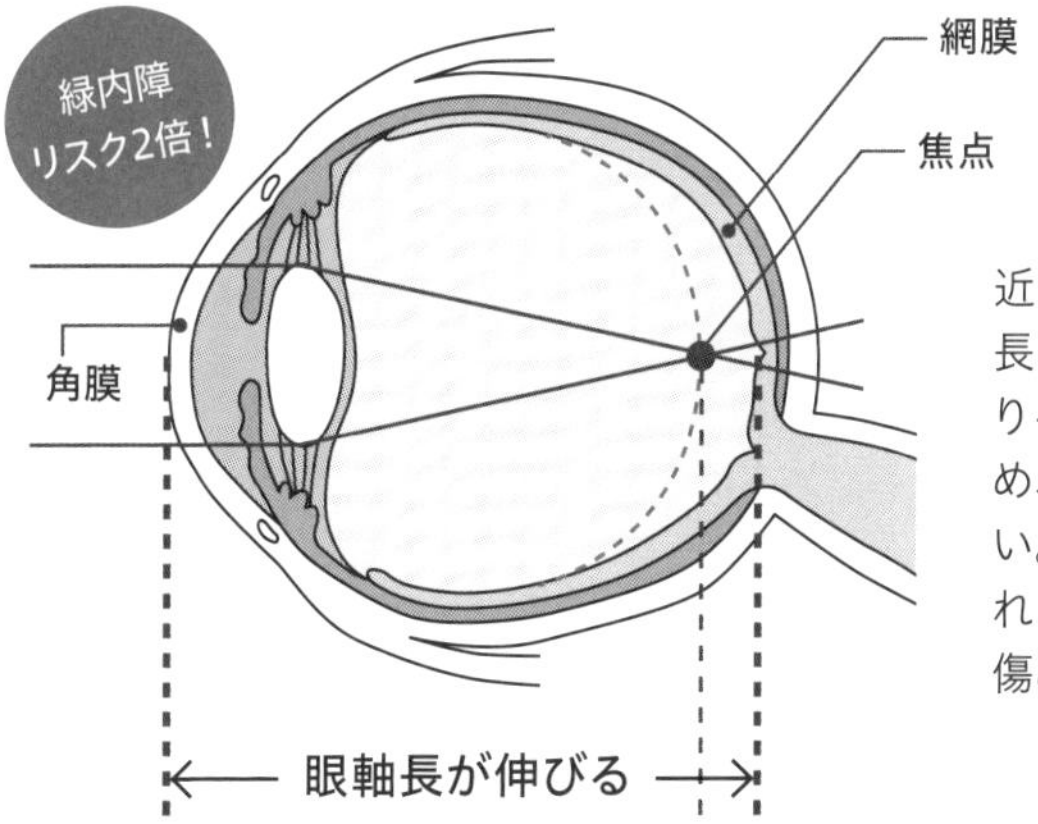

近視の目では眼軸が長く、焦点が網膜より手前で結ばれるため、遠くがよく見えない。眼球が引っ張られていて、視神経が傷みやすい。

緑内障のタイプは大きく3つに分けられる

多くは原因がわからない原発緑内障

緑内障は、原発緑内障、続発緑内障、小児緑内障という3つのタイプに大きく分けられます。

原発緑内障は、眼圧が上がる原因となる病気などがない緑内障です。**緑内障の多くがこのタイプです。**原発緑内障はさらに、房水の流れがどこで滞るかで、原発開放隅角緑内障と原発閉塞隅角緑内障に分けられます。

続発緑内障は、ほかの病気やけがなどによって眼圧が上がって起こる緑内障で、糖尿病網膜症やぶどう膜炎によるものなどがあります。

小児緑内障は生まれつき目の隅角に問題があって生じる緑内障で、1歳までに発症するものと10~20歳代になって発症するものに分けられます。

緑内障のタイプ

緑内障

原発緑内障
眼圧が上がる原因となる病気などがない緑内障。緑内障の多くを占める

続発緑内障
ほかの病気やけがなどが原因で起こる緑内障。糖尿病によるものなどがある

小児緑内障
先天的に隅角に問題があることで起こる緑内障

線維柱帯が詰まる

原発開放隅角緑内障
隅角の線維柱帯が目詰まりし、房水が流出しにくくなって起こる緑内障。ゆっくりと進行する→ **P.34**

眼圧が高くないもの

正常眼圧緑内障
眼圧が正常範囲内なのに起こる緑内障。原因不明で、視神経の傷つきやすさなどが関係すると考えられている

隅角が狭くなるまたはふさがる

原発閉塞隅角緑内障
房水の通り道である隅角がふさがることで起こる緑内障。慢性と急性があり、急性緑内障発作を起こすことがある→ **P.36**

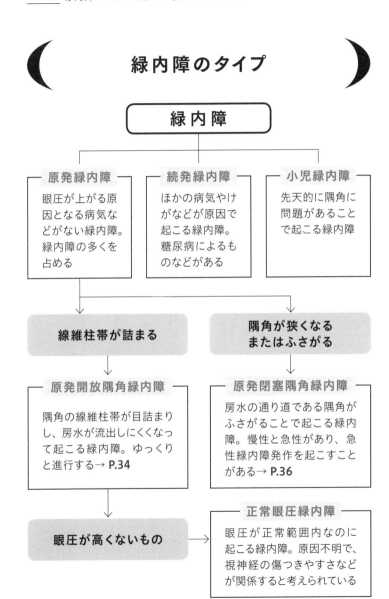

【原発緑内障】①原発開放隅角緑内障

房水の排出口にあるフィルターの目詰まりが原因

原発緑内障のうち、隅角の線維柱帯が詰まって起こるものを原発開放隅角緑内障と言います。線維柱帯は、ここを通る房水をろ過する網目状のフィルターです。本来は、ここに引っかかった老廃物などを処理するしくみが備わっていますが、加齢など何らかの原因でその働きが悪くなると、徐々に目詰まりを起こします。すると房水がスムーズにシュレム管に排出されなくなり、眼圧が上昇していきます。**目詰まりは急に起こるのではなく、少しずつ悪くなっていくため、眼圧の上昇や緑内障もゆっくり進みます。**

このタイプで最も多いのは、眼圧が正常範囲内なのに起こる正常眼圧緑内障です。原因はわかっていませんが、もともと視神経が傷つきやすい素因があることなどが関係していると考えられています。

フィルターの目詰まりで起こる

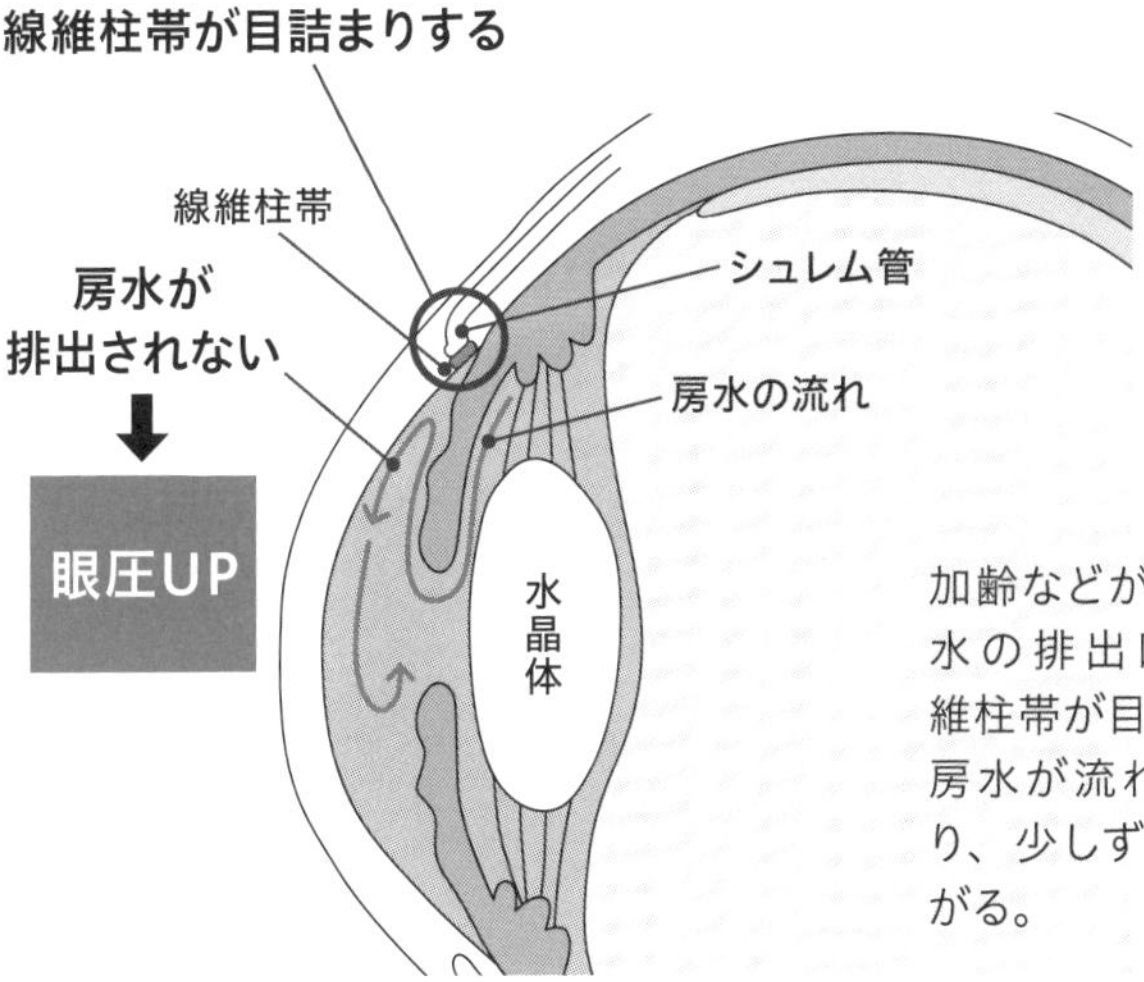

加齢などが原因で、房水の排出口である線維柱帯が目詰まりする。房水が流れ出にくくなり、少しずつ眼圧が上がる。

患者数の割合

病名	男	女	計
開放隅角緑内障	**82%**	**74%**	**78%**
閉塞隅角緑内障	6%	18%	12%
続発緑内障	12%	8%	10%
小児緑内障	0%	0%	0%

出典：『自分でできる！ 人生が変わる緑内障の新常識』平松類（ライフサイエンス出版）より引用改変

日本人の緑内障の７割以上が開放隅角緑内障で、その大半が正常眼圧緑内障である。

【原発緑内障】②原発閉塞隅角緑内障

房水の通り道がふさがってしまうのが原因

原発緑内障のうち、房水の通り道である隅角が狭くなったり、ピタッとふさがったりして起こるものを原発閉塞隅角緑内障と言います。図のように角膜に虹彩がくっつきそうになり、房水が線維柱帯からシュレム管に流れ出にくくなって、眼圧が上がるのです。生まれつき、水晶体の大きさに比べて隅角が狭いなど、隅角がふさがりやすい構造をしている場合や、加齢とともに水晶体が硬くなり、虹彩を角膜のほうに押してしまうことなどが原因と考えられています。

原発閉塞隅角緑内障には慢性と急性があります。慢性閉塞隅角緑内障は、眼圧の上昇や緑内障の進行が比較的ゆっくりなのが特徴です。このタイプは、隅角が部分的にふさがっていたり、ふさがったり開いたりを繰り返したりしていて、房水の流れは完全には止まらず、少しずつ流れ出ています。進行がゆっくりなので、初期の

隅角が狭くなり房水が流れない

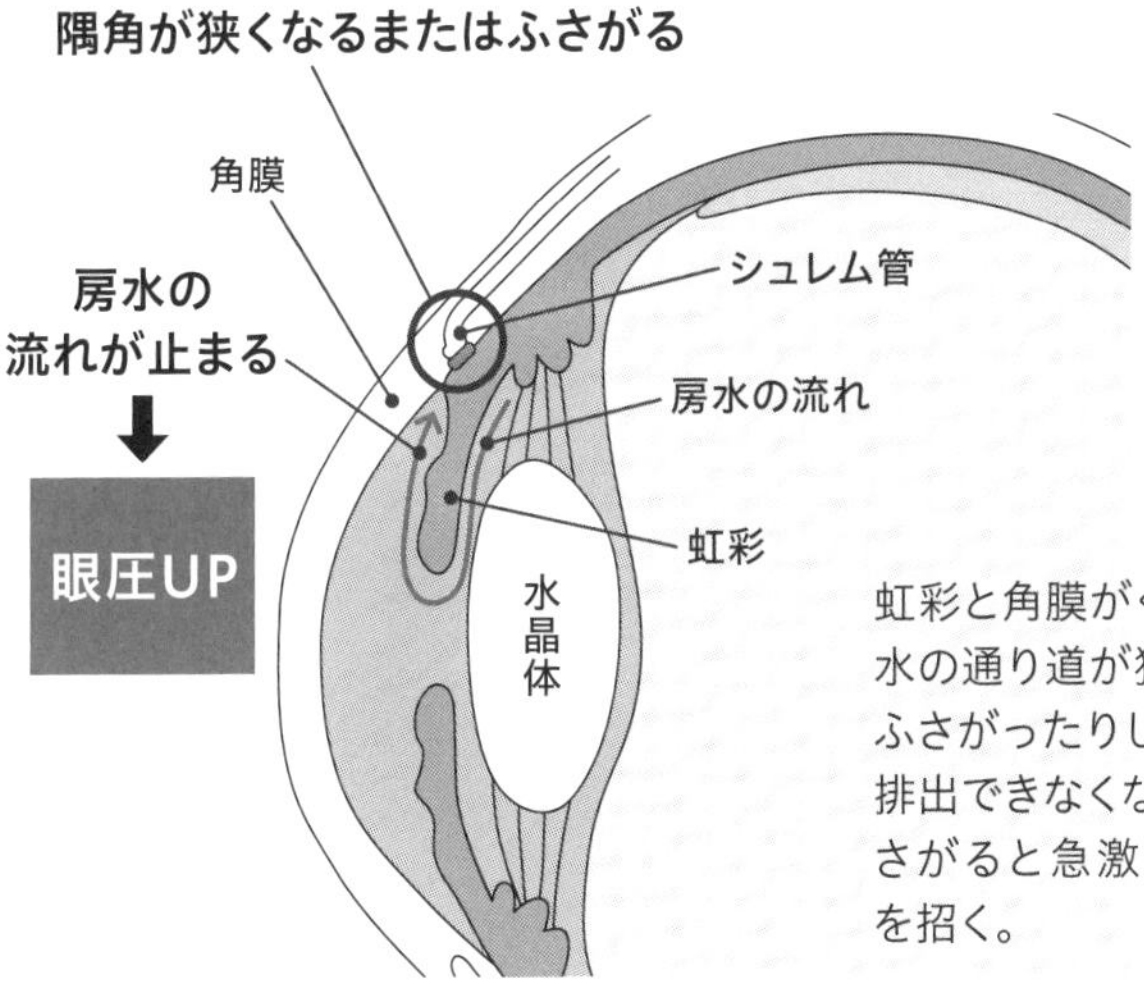

虹彩と角膜がくっつき、房水の通り道が狭くなったりふさがったりして、房水を排出できなくなる。急にふさがると急激な眼圧上昇を招く。

慢性と急性の違い

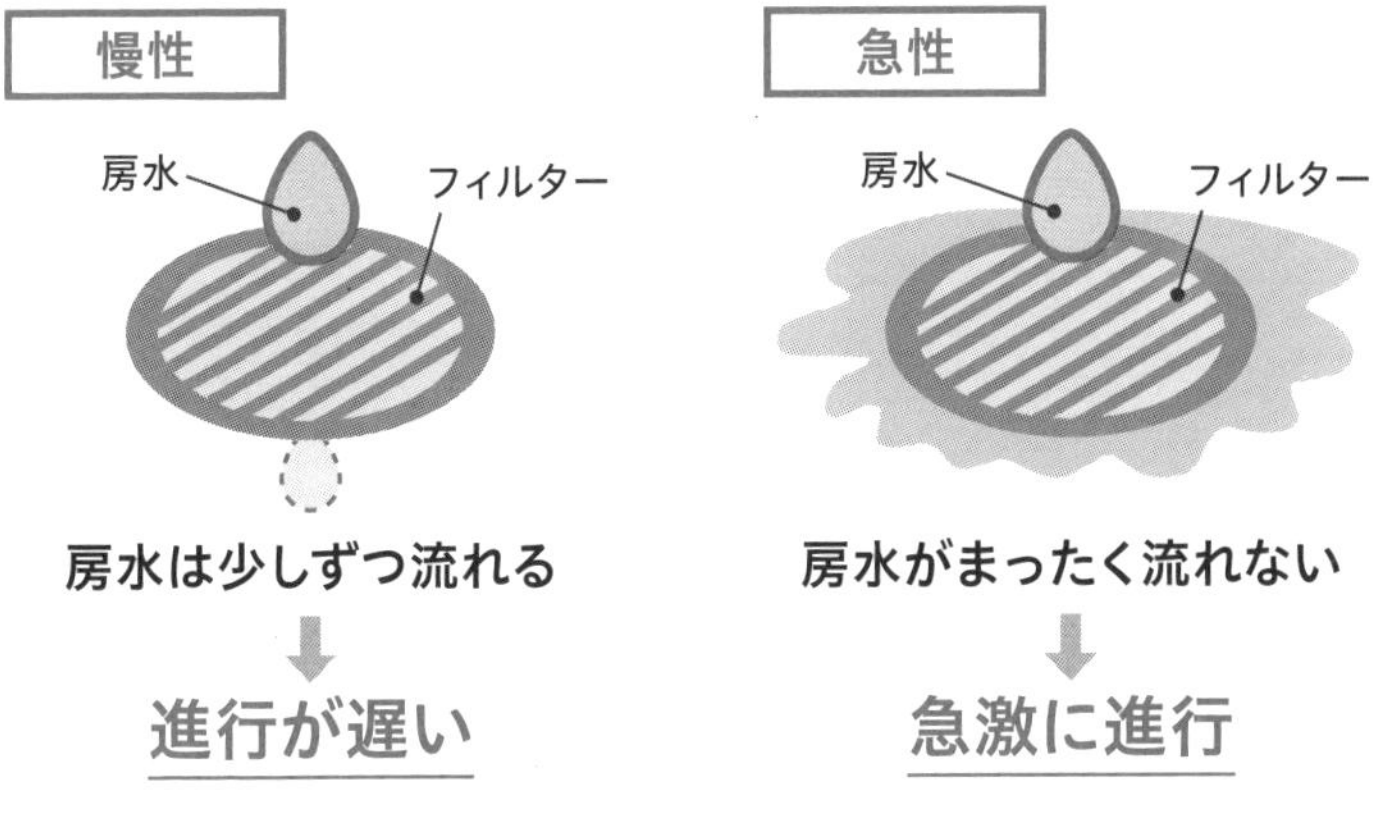

段階では自覚症状はほとんどありません。

急性閉塞隅角緑内障は、急に隅角が完全にふさがってしまい、房水がどんどん溜まって眼圧が急激に上がってしまうものです。急激に眼圧が上がるため、激しい頭痛と目の痛み、目の充血、吐き気、嘔吐、目のかすみ、黒目の部分の混濁といった症状があらわれます。また、電灯などの光を見るとまわりに虹のような輪が見える（虹視症《こうししょう》）こともあります。このような症状を急性緑内障発作と言います。**発作を起こした場合、すぐにレーザー治療などを行って、溜まった房水を流し、眼圧を下げる必要があります**（P.176参照）。もしも、急激な強い目の痛みなどを感じた場合は、すぐに近くの眼科または総合病院の救急外来を受診してください。吐き気や頭痛が強くて動けないようなら、救急車を呼んでも構いません。

急性緑内障発作は、下を向いたままの長時間の作業などをきっかけに起こることがあります。また、抗コリン薬と呼ばれる薬の作用で起こることもあります。この薬には瞳孔を開く作用があり、そのせいで隅角がふさがるからです。そのため閉塞隅角緑内障の人は、抗コリン作用を持つ成分を含むかぜ薬や咳止め、抗不整脈薬などは使わないようにしましょう。

急性緑内障発作の症状

眼圧が急激に上がる

↓

激しい頭痛と目の痛み / 目の充血 / 吐き気 / 黒目の混濁

↓

治療が遅れると数日で失明

突然隅角がふさがって眼圧が急激に上昇し、激しい眼痛などを起こすものを急性緑内障発作と言う。すぐに治療を行わないと失明の危険がある。

使えない薬（抗コリン作用を含むもの）

散瞳薬	抗不安薬
かぜ薬・咳止め	抗うつ薬
気管支拡張薬	抗てんかん薬
抗アレルギー薬	抗パーキンソン薬
抗不整脈薬	排尿障害治療薬
狭心症治療薬	鎮痙薬・鎮痛薬

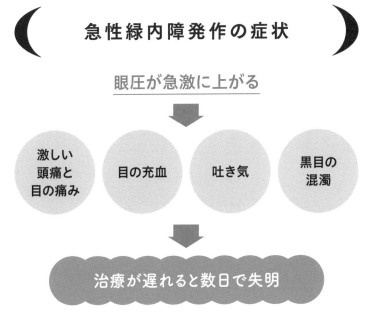

【続発緑内障】①糖尿病網膜症と血管新生緑内障

糖尿病の合併症が緑内障を引き起こす

糖尿病網膜症は、糖尿病の三大合併症の1つ（あと2つは神経障害と腎症）です。目をカメラに例えるとフィルムにあたる網膜がダメージを受けて失明することもある病気ですが、緑内障を引き起こすこともあります。

糖尿病は血液中の血糖値（ブドウ糖の濃度）が高すぎる状態が続く病気です。高**血糖の状態が続くと全身の毛細血管が少しずつ傷んでいき、網膜にもその影響があらわれます。それが糖尿病網膜症です。**網膜症の進行は、単純網膜症、増殖前網膜症、増殖網膜症の3段階に分けることができます。

単純網膜症は網膜症の初期段階です。網膜の下にある毛細血管が傷んできて、血管のあちこちに小さなコブができます（毛細血管瘤）。すると血管からたんぱく質や脂質が染み出して白いシミ（硬性白斑《こうせいはくはん》）があらわれます。そして血管が破れて、

高血糖が網膜に影響する

失明リスクが高い

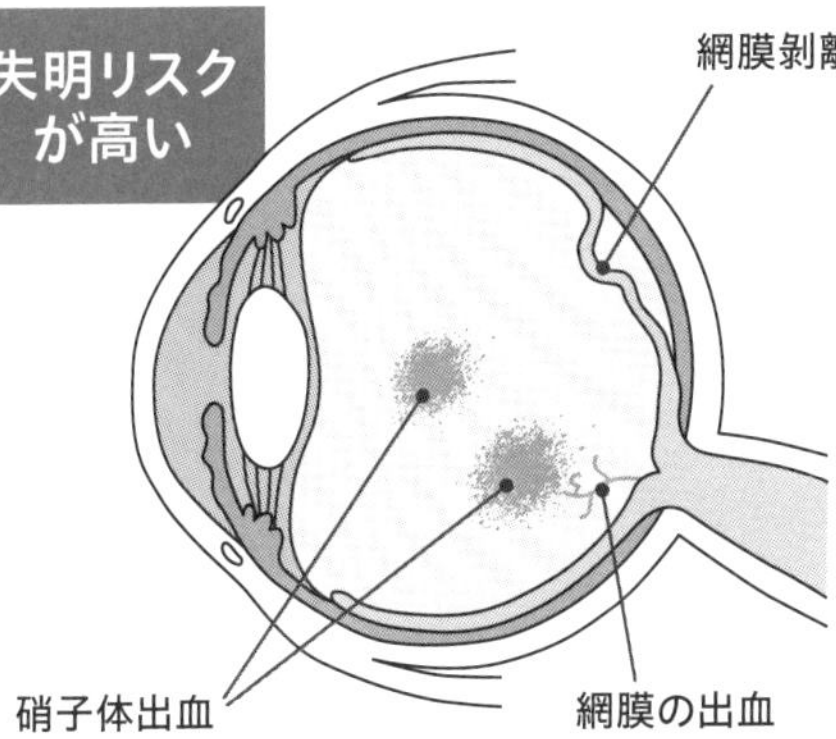

糖尿病網膜症は、高血糖によって網膜の毛細血管がダメージを受けることで起こる。網膜や硝子体の出血、網膜剥離、緑内障などを起こし失明することもある。

あちこちに出血が見られるようになります。この段階では、ものを見るための中心である黄斑部《おうはんぶ》に異常がなければ自覚症状はあらわれません。

網膜症が進行してくると、毛細血管の中に血のかたまり（血栓）ができ、あちこちで血管が詰まってきます。するとその先に栄養や酸素が届かなくなり、その部分がむくんで白く見える（軟性白斑《なんせいはくはん》）ようになります。この状態が増殖前網膜症です。

さらに進行すると、血流が止まって栄養や酸素が届かなくなったところに栄養を届けようと新しい血管（新生血管）ができてきます。これは非常に危険な状態です。新生血管は正常の血管とは違って壁がとてももろく、すぐに出血します。出血が硝子体にまで広がると（硝子体出血）、視力低下や飛蚊症《ひぶんしょう》を引き起こします。また、**新生血管が虹彩や隅角のところにできると、房水の流れを妨げ、緑内障を発症してしまいます。これを血管新生緑内障と言います。**さらに、新生血管のまわりに増殖膜と呼ばれる異常な膜ができ、どんどん成長していきます。そして増殖膜が成長するにつれて、網膜が引っ張られて網膜剥離《もうまくはくり》を起こし、それが全体に広がると失明してしまいます。この状態のものを増殖網膜症と言います。

単純網膜症のときに見つかり、血糖コントロールなどの糖尿病の治療をうまく続けられれば、緑内障の発症も防ぐことができます。しかし、血管新生緑内障にかかってしまうと、薬で眼圧を下げることが難しくなります。レーザー治療や手術を行いますが十分に効果を得られないことも多いです。

血管新生緑内障は、緑内障の中でも最も治療が難しく、予後もよくない病気です。失明しないためにも、糖尿病の人は糖尿病自体の治療とともに、定期的な眼底検査（P.85参照）を必ず受けましょう。

糖尿病網膜症は3段階で進行する

軽症 → 重症

	治療法	症状	自覚症状
単純網膜症	・血糖コントロール	・毛細血管瘤ができる ・硬性白斑が見られる ・網膜の点状出血	なし
増殖前網膜症	・血糖コントロール ・レーザー治療	・網膜の毛細血管に血栓ができる ・低栄養と低酸素による軟性白斑があらわれる	なし
増殖網膜症	・血糖コントロール ・レーザー治療 ・硝子体手術	・新生血管があらわれる ・硝子体出血 ・血管新生緑内障を発症 ・増殖膜の成長 ・網膜剝離	・視力低下 ・ものが見えにくい ・飛蚊症 ・失明

糖尿病網膜症の治療の基本は糖尿病の治療。食事療法や運動療法、薬物療法で血糖値をコントロールの上、段階に合わせた治療を行う。

【続発緑内障】②落屑緑内障

眼圧が上がりやすく、緑内障になりやすい

落屑《らくせつ》とは、皮膚などが粉や小さい断片になってポロポロ落ちる、またはそのもののことです。落屑緑内障は、瞳孔の縁や水晶体表面に、白い落屑のようなものが付着して見える偽落屑症候群によって起こる緑内障です。この落屑のようなものが房水の流れを妨げ、眼圧が上がって緑内障になると考えられています。

偽落屑症候群は高齢者になるほど多く見られます。自覚症状もないため、たまま眼科を受診した際や、人間ドックで見つかることも多いです。偽落屑症候群になったからといって、必ず緑内障になるわけではありませんが、通常よりも緑内障のリスクは高くなるため、定期的に眼圧を測り、緑内障の早期発見に努めることが大切です。

【続発緑内障】③ぶどう膜炎緑内障

ぶどう膜炎の合併症として緑内障になる

ぶどう膜とは、虹彩と毛様体と脈絡膜（強膜と網膜の間の膜）のことです。ぶどう色をしているため、この名前がついています。

ぶどう膜に炎症が起こるぶどう膜炎は、ウイルスなどの感染によるものと、非感染性のものに分けられます。感染性のものであれば、感染症の治療で症状の改善が望めます。しかし、非感染性のものは完治が難しい場合もあります。視力の低下や目の痛み、飛蚊症など、あらわれる症状は人によってさまざまです。

こうした「ぶどう膜炎の合併症」として発症する緑内障をぶどう膜炎緑内障と言い、白内障を合併することもあります。非感染性のぶどう膜炎にはステロイドの内服や点眼が効果的ですが、ステロイド薬も緑内障を引き起こすことがあるため注意が必要です。

【続発緑内障】④ステロイド緑内障

ステロイド薬を使っている人は定期的な検査を

ステロイド緑内障は、副腎皮質ステロイド薬の副作用で起こる緑内障です。ステロイド薬には強い抗炎症・免疫抑制作用があり、アレルギーによる病気や自己免疫疾患、炎症性の病気など、さまざまな病気の治療に使われますが、何らかの作用で線維柱帯から房水が流れ出るのを妨げ、眼圧を上げてしまうことがあります。

内服薬よりも、点眼薬や塗り薬のほうが眼圧を上げやすいと言われており、花粉症などのアレルギー性結膜炎やアトピー性皮膚炎などでステロイド薬を使っている人は、点眼の回数を守る、塗り薬を塗った手で目元を触らないといったことが大切です。ステロイド薬が原因で緑内障になった場合、中止してもよい状態であればステロイド薬の使用をやめます。それでも眼圧が下がらない場合は、眼圧を下げる点眼薬を使用したり、レーザー治療や手術を検討したりすることになります。

ステロイド薬の副作用で緑内障になる

目に影響が出やすい例

- ステロイド点眼薬の用法、用量を守らない（過剰使用）
- ステロイド軟膏を塗布したままの手で目を触る　など

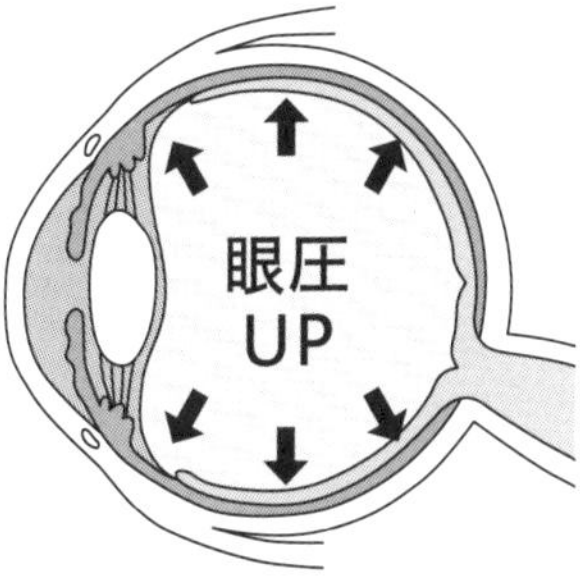

緑内障を発症

何らかの作用で線維柱帯からの房水の排出が妨げられ、緑内障を発症することがある。

ステロイド薬を使用している人は

眼科の定期健診を受ける

自己判断での服用中止は絶対にNG

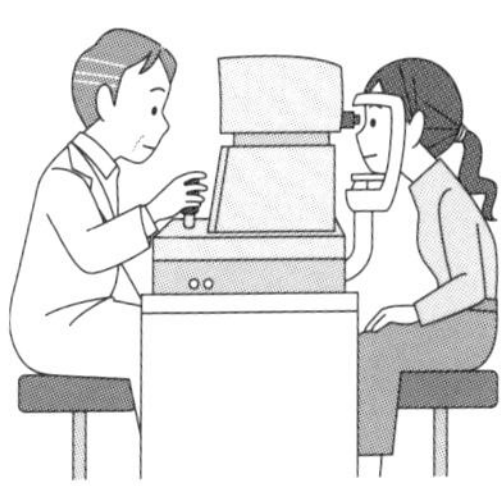

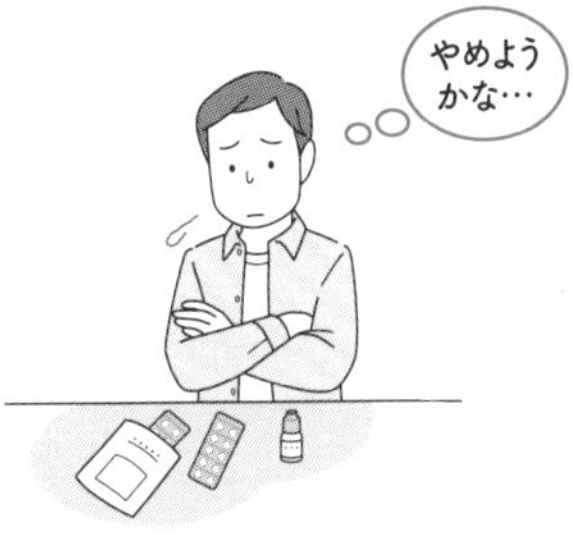

ステロイド薬は効果の高い薬で、医師の指示通り使うことが大切。急に中止すると深刻な症状があらわれることがあるので、自己判断で服用を中止してはいけない。

緑内障治療の一般的な流れ

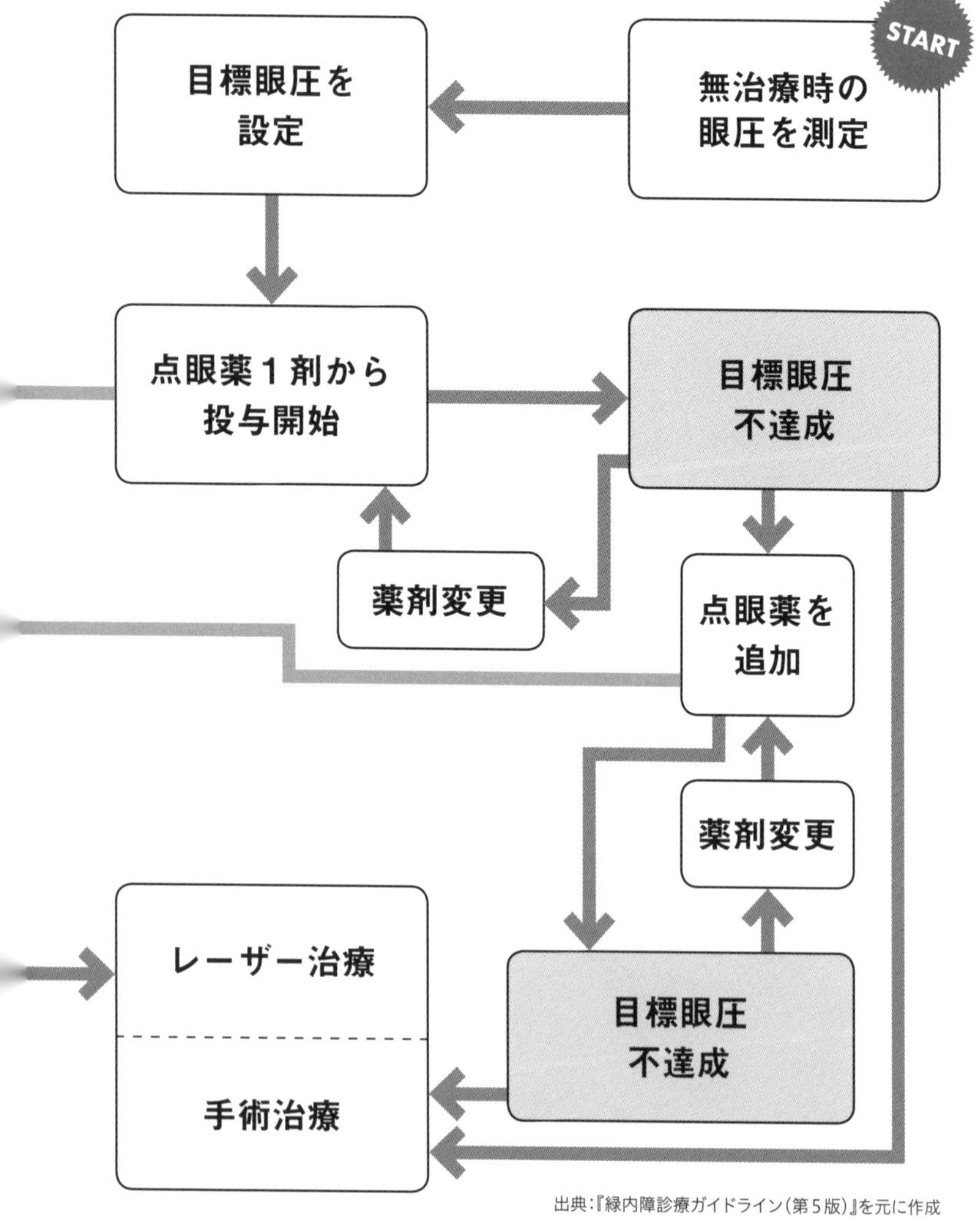

出典:『緑内障診療ガイドライン(第5版)』を元に作成

病状の変化に応じて方針を変更していく

緑内障の治療は、緑内障のタイプや発見されたときの進行度、年齢や生活習慣などを考慮して組み立てられます。定期的に通院して診察・検査を受け、眼圧や病状の変化に応じて、その都度、最適な治療方針を選択していくことになります。

一般に１種類の点眼薬から開始し、一定期間点眼を続けて経過を見て、目標眼圧に達することができれば継続、達成できなければ薬剤を変更または追加します。それでも目標眼圧を達成できなかったり、視神経や視野の異常が見られるようになった場合は、目標眼圧の設定を変更したり、レーザー治療や手術などを検討したりします。

緑内障の治療は、医師といっしょに長期戦で取り組んでいくことが大切です。

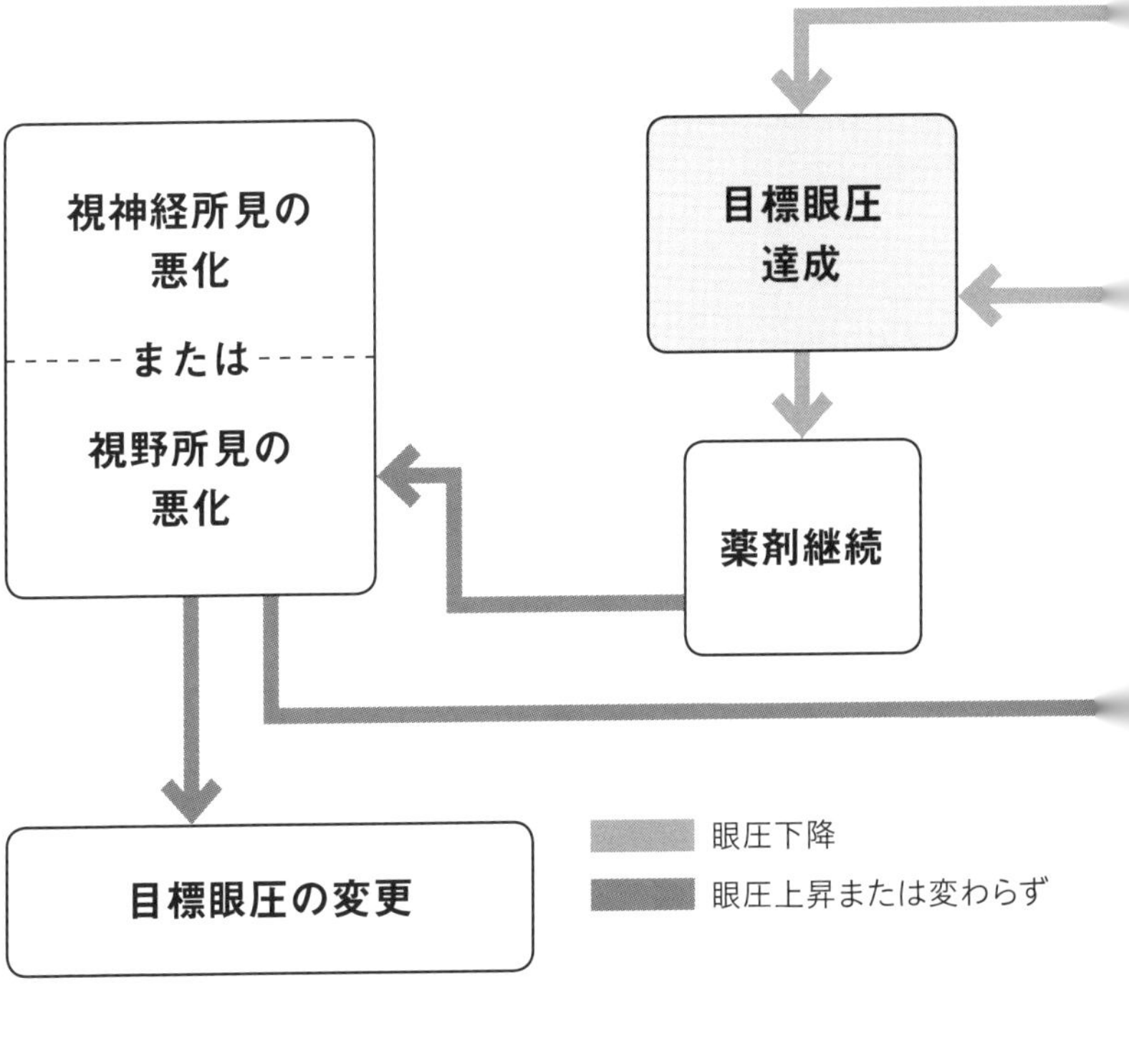

治療の目標は眼圧を下げ、進行を遅らせること

まず点眼薬、進行に応じてレーザー治療や手術も

緑内障の治療の目的は、とにかく眼圧を下げて失明しないようにすることです。そのためには毎日の点眼と定期的な通院を欠かさないことが不可欠です。

治療法には大きく分けて、点眼薬、レーザー治療、手術があります。急性緑内障発作のような緊急処置が必要な状況でなければ、まずは眼圧を下げる点眼薬での治療を行います。その後、眼圧が思ったように下がらなかったり、視野障害が進行したりするようなら、レーザー治療や手術を検討します。内容は緑内障のタイプによって図のように分けられますが、**レーザー治療や手術は、「それを行うベストなタイミング」があります。それを逃さないためにも、通院が欠かせないのです。**通院の頻度は症状や治療内容によって変わりますが、最初は月に数回、眼圧がうまく下がれば月に1回、安定すれば3カ月に1回と少しずつ減っていきます。

種類によって治療法が変わる

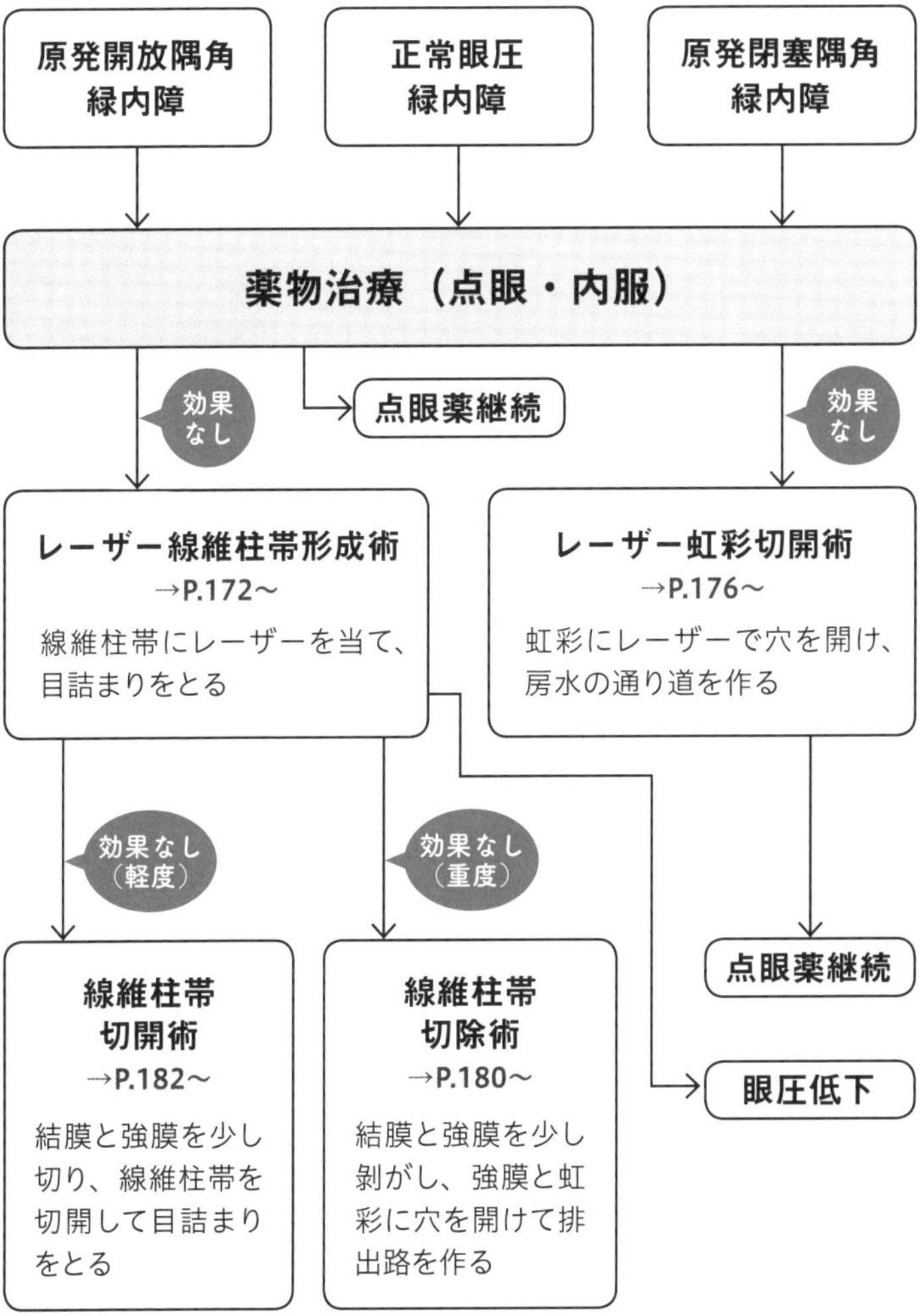

原発開放隅角緑内障
正常眼圧緑内障
原発閉塞隅角緑内障
薬物治療（点眼・内服）
点眼薬継続
効果なし
効果なし
レーザー線維柱帯形成術
→P.172～
線維柱帯にレーザーを当て、目詰まりをとる
レーザー虹彩切開術
→P.176～
虹彩にレーザーで穴を開け、房水の通り道を作る
効果なし（軽度）
効果なし（重度）
線維柱帯切開術
→P.182～
結膜と強膜を少し切り、線維柱帯を切開して目詰まりをとる
線維柱帯切除術
→P.180～
結膜と強膜を少し剝がし、強膜と虹彩に穴を開けて排出路を作る
点眼薬継続
眼圧低下

眼圧は常に変動していて個人差がある

1回の検査の数字に一喜一憂しないこと

眼圧の正常値は10〜20㎜Hgとされていますが、これはあくまで目安です。眼圧は常に変動していて、個人差も大きいことがわかっています。一般的には、就寝時から朝方に高く、日中から夕方に低い傾向があるなど、1日の中でも数㎜Hg程度の変動（日内変動）があります。座った姿勢より寝ている姿勢のほうが高く、うつ伏せや横向きの姿勢で寝るとさらに高くなります。就寝時から朝にかけて高い傾向があるのは、寝た姿勢でいることも関係しています。また、逆立ちや、ヨガなどで頭が体より下になる姿勢をすると急上昇します。夏より冬のほうが高く、カフェインを摂取したり大量に水分を飲んだりしたときも上昇することがあります。

眼圧は1回の測定値だけで高い低いを決めるのではなく、何度も測って自分の傾向を知ることが大切です。

眼圧は姿勢や環境によっても変わる

就寝時

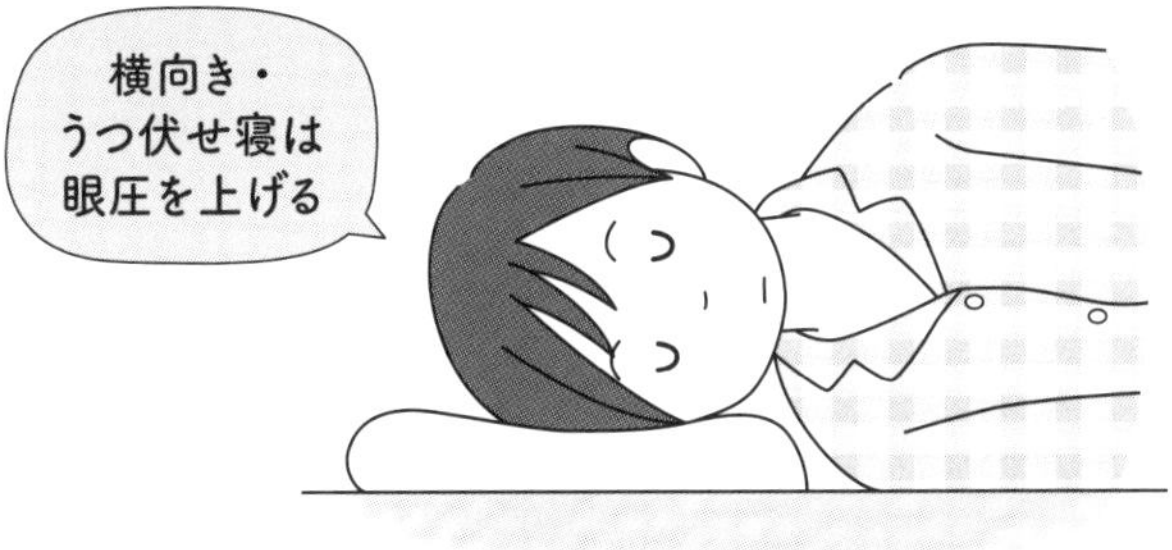

うつ伏せで寝ると目に圧力がかかる。横向きに寝たときは下になったほうの目に圧力がかかり、眼圧が上がる。緑内障の人は目に圧力がかからないように仰向けで寝るとよい。頭を少し持ち上げるとなおよい。

カフェイン摂取

1日
1〜2杯
ならOK

コーヒー	90mg/150ml
紅茶	45mg/150ml
ウーロン茶	30mg/150ml
ほうじ茶	30mg/150ml
玄米茶	15mg/150ml

出典：食品安全委員会ファクトシート

カフェインをとりすぎると眼圧が上がる。飲みすぎないことが大切。

冬

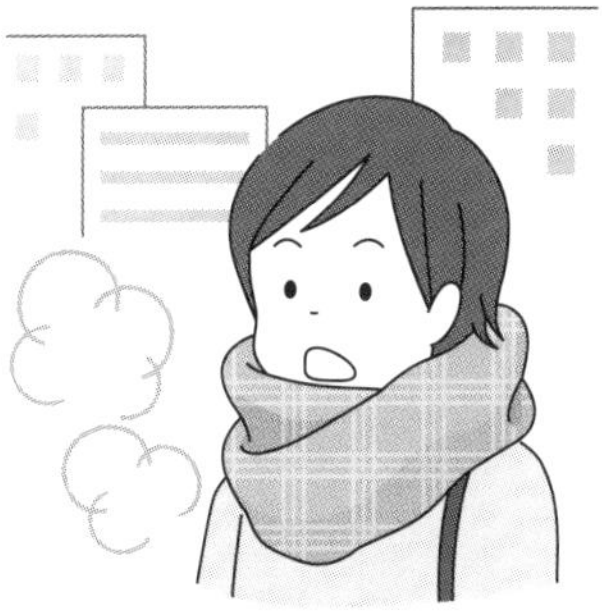

夏より冬のほうが眼圧は高い。寒さによる交感神経の興奮などが要因と考えられている。

目標とする眼圧はベース眼圧から20％減

自分のベース眼圧を知ることから始まる

眼圧の正常値は20㎜Hg以下ですが、個人差があります。眼圧が正常値内でも緑内障になる人（正常眼圧緑内障）がいるくらいですから、治療において目標とする眼圧を一律に20㎜Hg以下とすることはできません。目標とする眼圧を決めるには、まず今の自分のベースとなる眼圧を知る必要があります。**何度か測定してベースラインの眼圧がわかったら、一般的にはそこから20％下げることを目標に設定し、点眼薬治療を始めます。**ただし、緑内障の種類や患者さんの年齢、進行の度合いなどによっては、目標値をもう少し低く設定する場合もあります。

通常、1～3カ月ごとに通院し、眼圧を測ってその経過を見ながら、眼圧を目標値に維持できるよう点眼薬の種類や量などを調節していきます。また、最初に決めた目標値も、長い経過の中で年齢や病状に合わせて変更していくことがあります。

眼圧に対する正しい知識を持つ

眼圧の正常値

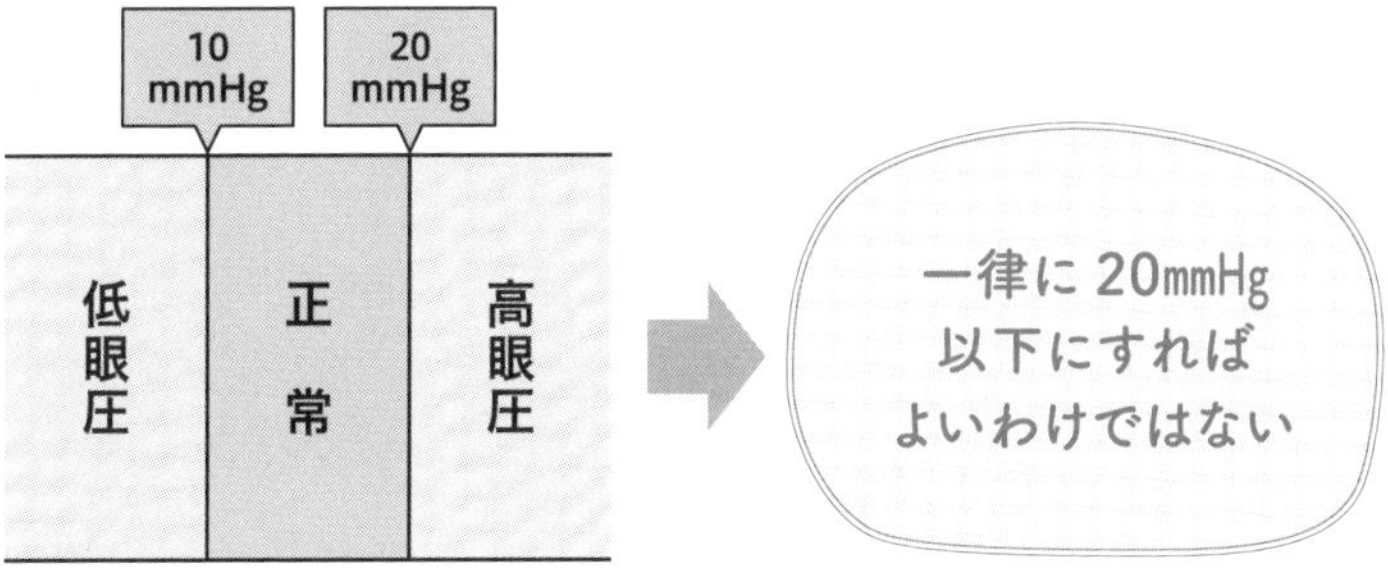

眼圧の正常値は10 ～ 20㎜Hgとされるが、個人差がある。正常値内でも緑内障になる場合がある。治療では、まず自分のベースとなる眼圧を知る必要がある。

目標眼圧の設定方法

例 ベースラインの眼圧が20㎜Hgの場合

〈計算法〉

20×(1−0.2)
＝16㎜Hg

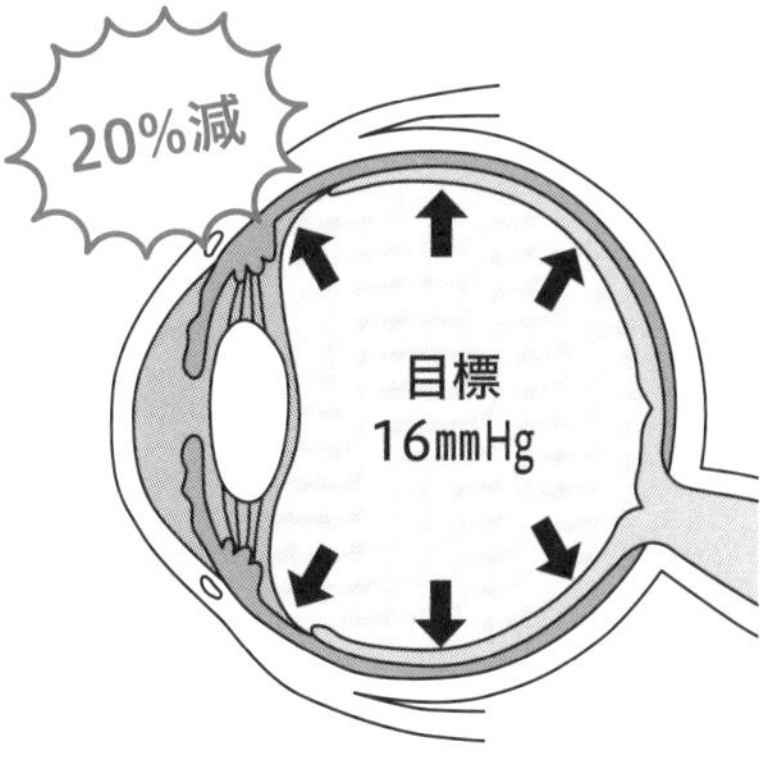

緑内障の治療では、一般的にベース眼圧から20％下げた眼圧を目標とする場合が多い。

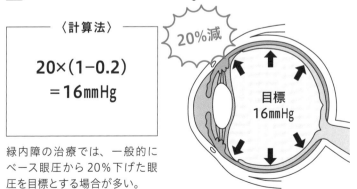

目標眼圧は進行度に応じて調節する

進行しているほどより低い値に設定

前ページで解説したように、緑内障の治療で目標とする眼圧はベース眼圧から20％減に設定するのを基本とすることが多いのですが、緑内障の進行度に合わせて設定することもあります。たとえば、周辺の視野に少し欠けがあるものの、自覚症状はないような初期の段階であれば、目標眼圧を19㎜Hg以下に、視野の欠けが少し広がってきている中期なら16㎜Hg以下、さらに視野欠損が広がって、見えにくいところがあることを自覚するようになる後期なら14㎜Hg以下といった具合です。**視野の欠けが進行しているほど、より低い眼圧を保つことを目標にするのです。**

また、治療を開始しても進行し、そのスピードが速い場合もより低い眼圧を目標にします。血縁者に緑内障患者がいる、糖尿病を患っている、高血圧であるなど、緑内障の危険因子を持っている人も目標眼圧を低めに設定します。

進行度別の目標眼圧

初期

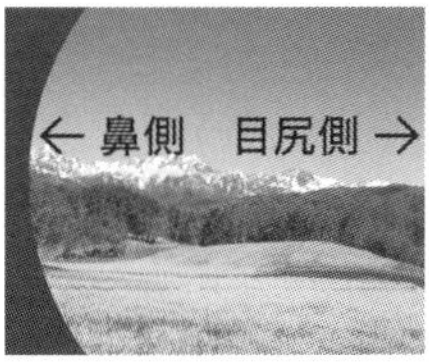

視野欠損レベル 小

↓

19mmHg以下

中期

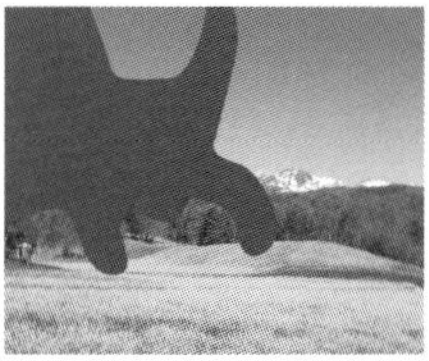

視野欠損レベル 中

↓

16mmHg以下

後期

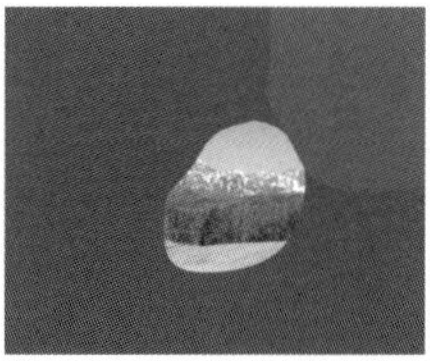

視野欠損レベル 大

↓

14mmHg以下

進行度以外で目標を低めに設定する場合

危険因子①

血縁者に緑内障患者がいる

危険因子②

糖尿病を患っている

危険因子③

高血圧

緑内障を進行させる危険因子を持っている場合は、目標眼圧をより低めに設定することがある。

治療法は年齢によっても違う

ベースの眼圧や持病の有無、生活などに合わせて治療を決める

緑内障の治療は、かかった年齢によっても違ってきます。たとえばベースの眼圧と目標とする眼圧は、若い人では低め、高齢者では高めになります。

10〜20代で緑内障を発症している場合、隅角の構造に先天性の問題がある場合があります。また、一生は長いので、早めにレーザー治療や手術を検討する場合があります。30〜50代は仕事や子育てなどで忙しく、発見が遅れたり、治療や通院をやめてしまったりする人も少なくありません。そのため、この年代の患者さんは、しっかり継続できる治療法を医師といっしょに考えていくことが大切です。高齢者では、白内障や糖尿病などを併発しているケースも多く、身体機能や認知機能が低下していることもあります。そのため、症状が進行してきた場合でも、手術をするか否かなど、効果とリスクを十分に検討する必要があります。

進行度合いと年齢を加味して治療

視野欠損の進行予測

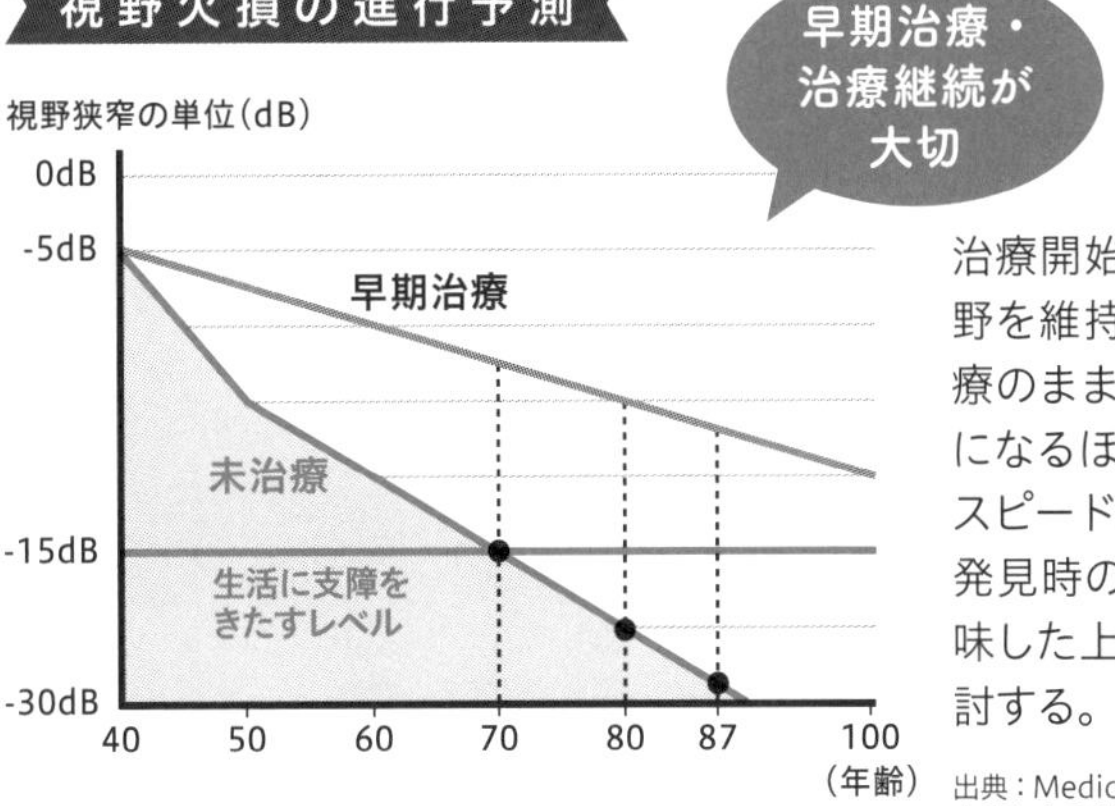

治療開始が早いほど視野を維持できる。未治療のままでは、高年齢になるほど視野狭窄のスピードは速い。発症、発見時の年齢などを加味した上で治療法を検討する。

出典：Medical Note 地場達也『緑内障による視野障害と進行速度』より引用

年代別治療方針

10〜20代

レーザー治療・手術を早めに選択することも

生まれつき隅角の構造に問題がある場合が多いため、通常は点眼薬での治療に効果がない場合などに行うレーザー治療や手術を早めに検討することがある。

30〜50代

継続可能な治療法を医師とともに検討

仕事や育児で忙しく、眼科の検査を受ける機会がなかったり、発症後も治療や通院が難しくなることがある。家族の協力を得るなどして、通院できる環境作りを。

高齢者

生活の質の維持とリスクを考慮した治療法を選択

身体機能や認知機能の低下、糖尿病や高血圧などの持病、生活の質などを考慮し、各治療法の効果とリスクをふまえて総合的に治療法を検討する必要がある。

緑内障になっても必ずしも失明するわけではない

完治はしないが、地道な治療でコントロール可能

緑内障は、治すのが難しい病気ではありますが、眼圧を下げる治療をしっかり続ければ、失明を回避できる可能性があります。緑内障は日本人が失明する原因疾患の第1位ではありますが、実際に両目とも失明してしまう患者さんはかなり少ないです。

視力を維持するために重要なことは、徹底的な予防と、早期発見・早期治療、そして治療の継続です。眼圧の上昇や視野異常の発見が早ければ早いほど、治療によりその後も不自由なく過ごせる可能性が高くなります。正常眼圧緑内障で、治療をした人としなかった人の視野障害の進行を比較した調査では、治療を継続した人の約80%は、あまり進行しなかったという調査もありますし、緑内障初期から治療した人のほうが進行を抑えられることもわかっています。最近は眼科ドックを実施し

適切に治療すれば 失明は回避できる

正常眼圧緑内障の眼圧降下の治療効果

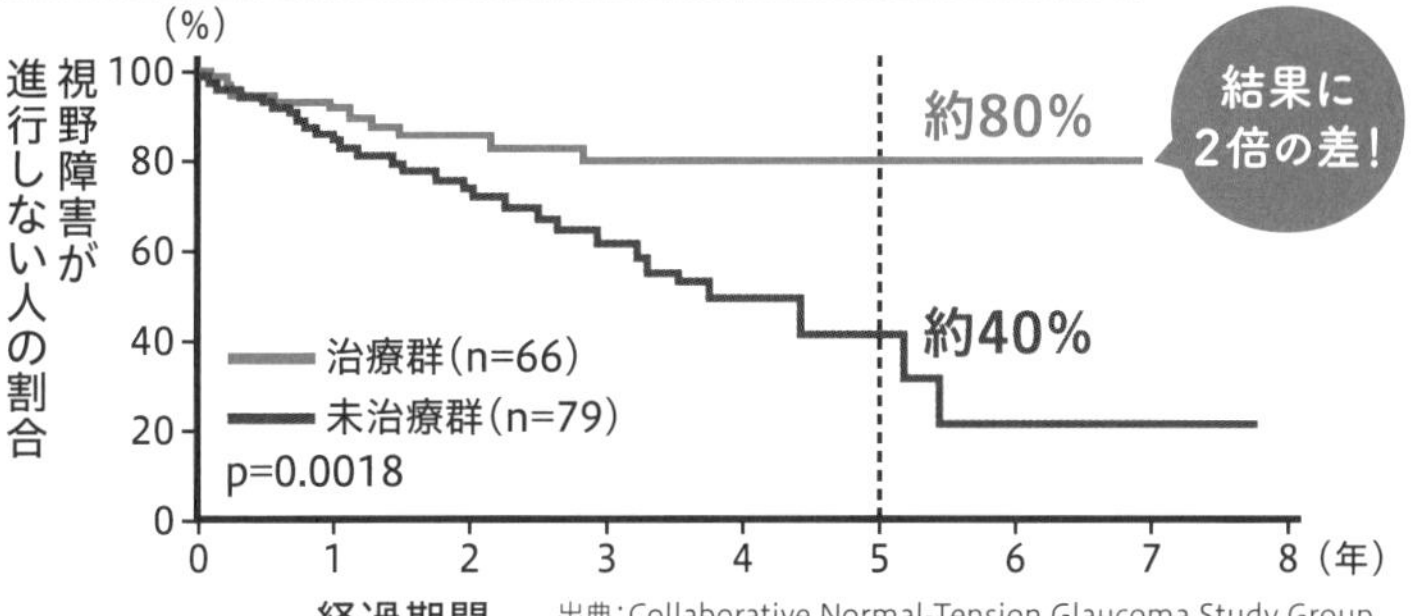

出典：Collaborative Normal-Tension Glaucoma Study Group, Am J Ophthalmol, 126(4):498-505, 1998

正常眼圧緑内障で、ベース眼圧から30%減を目標に治療を継続した人と、治療しなかった人とで比較すると、5年後に視野障害が進行していなかった人の割合は、治療していた人のほうが2倍高かった。

治療のスタート時期と治療効果

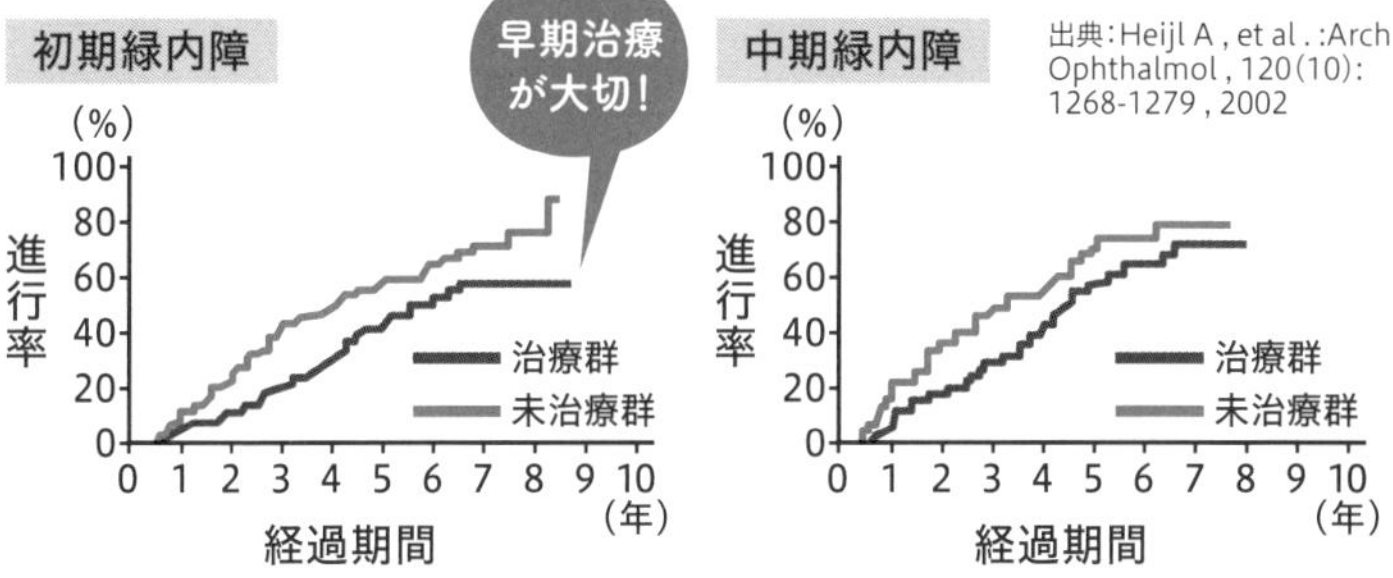

出典：Heijl A , et al . :Arch Ophthalmol , 120(10): 1268-1279 , 2002

初期と中期の緑内障患者を対象に眼圧下降治療の効果を調査したところ、初期のうちに治療を開始した人のほうが緑内障の進行が遅く、治療の効果が高かった。

ているところもあるので、特に40歳以上の人はぜひ一度受けてみてください。
そこでもし初期の緑内障だとわかれば、それはものすごくラッキーなことだと言えます。すぐに治療を始めれば、進行を抑えて失明を回避し、視力を一生維持できる可能性がとても高いからです。眼科ドックで異常が見つかったら、信頼できる眼科医を見つけて、すぐに治療を始めましょう。

通院して医師の診察を受けるときは、点眼薬を毎日使用しているかどうかや自覚症状の変化、生活の中で困っていることや心配ごとなどを、正確に、正直に医師に伝えましょう。医師は、処方した点眼薬をきちんと使用しているものと信じて経過を見ていきます。見えにくいかどうかや、副作用の有無などは、患者さんから申告しない限りわかりません。正確な情報を医師に話さないでいると、薬の処方が少なすぎて思うような治療効果が得られなかったり、逆に多すぎて必要以上に副作用が強く出たりするかもしれません。ときどき、病気を治したいからと副作用を我慢してしまう人がいますが、我慢する必要はありません。今はたくさんの種類の薬があります。正直に話して使いやすい薬を医師といっしょに探っていくことが大切です。何でも医師に相談しながら、いっしょに治療に取り組みましょう。

進行を食い止めるためにできること

早期発見

- □ 年に１回人間ドックを欠かさず受ける
- □ 眼科ドックを受診する
- □ コンタクトレンズや花粉症などで眼科を受診したときに相談する

↓

40歳を目途に開始

治療の確実な継続

- □ 指示通り、毎日確実に点眼する
- □ 忘れずに点眼するためさまざまな工夫をする
- □ 生活習慣に合った治療法を医師といっしょに検討する
- □ 困ったことは何でも医師に相談する

↓

習慣化が大切

緑内障が進んで見えにくさが出てきても、生活の質を落とさないためにできることはたくさんあります。症状が進行するようなら、見えにくくなったときのためにどんな準備をしておけばよいか、早めに医師に相談してみましょう。見えなくなる可能性に直面するのはつらいかもしれませんが、事前に備えておくことで、いざというときに戸惑ったり困ったりすることを減らせるはずです。

最近では、便利な道具や生活の仕方をアドバイスするなど、見えにくくなった人の生活をサポートするロービジョン外来という専門外来もあります。

COLUMN 1

かかりつけ医を選ぶコツは何でも相談できるかどうか

緑内障の治療は長期戦です。眼科医を転々としてしまうと、同じ検査を繰り返すことになったり、一貫した治療ができなくなったりして、よい結果につながらないこともあります。必ずかかりつけ医を見つけましょう。

よいかかりつけ医の条件とは何でしょうか。本文で述べましたが、最初に考えるべきは通いやすいかどうかです。どんなによい医師でも、通院に何時間もかかるようでは現実的ではありません。そして最も大切なのは医師との相性です。何でも話せて、医師の説明がわかりやすく、通院が苦にならない。そんな条件を備えた医師を見つけ、信頼関係を作っていきましょう。世間で評判がよい医師でも、相性が悪いとストレスになってしまいます。会ってみて安心できたなら、かかりつけ医に決めてよいかもしれません。

第2章

早期発見で緑内障を見逃さない

【検査と診断】

健康診断で「緑内障疑い」と言われたら即眼科へ

医師とは生涯のつきあいに。信頼できる病院を見つけることが大切

学校などで行われる健康診断では視力検査が行われますが、視力検査では緑内障があるかどうかはわかりません。ただし視力検査で強度近視だった場合は、緑内障のリスクが高いので、念のため眼科で眼圧や眼底の検査を受けましょう。その後も定期的に検査を受けて、緑内障の早期発見に努める必要があります。

また、職場や市区町村などで行われる一般的な健康診断にも、眼圧や眼底の検査など緑内障の発見につながる検査は含まれていません。一方、40歳以上の人が受ける特定健診では、医師が必要と認めた場合に眼底の検査を受けることができます。血縁者に緑内障の患者がいる、以前どこかで眼圧が高いと言われたことがあるという人は、健診の担当医師に伝えてみてください。

病院等によって違いますが、人間ドックには眼圧や眼底の検査が組み込まれているコースがあったり、オプションで追加することができたりします。眼科ドックは眼科によって開設の有無があるため、インターネットなどで調べて受診しましょう。

その際、眼科のホームページで検査内容以外に確認すべきことは専門外来の有無と医師のプロフィールです。**緑内障治療の実績をチェックし、できれば緑内障専門医のいる眼科を受診することが望ましいです。**ですが、近隣にそういった医師がいないことも少なくありません。その場合は、緑内障に強い医師がいる大きな病院などに紹介可能な病院を受診するとよいでしょう。

特定健診や人間ドックなどで、眼圧が高い、眼底に視《し》神《しん》経《けい》乳《にゅう》頭《とう》陥《かん》凹《おう》拡《かく》大《だい》や視神経線維層欠損といった所見があり、緑内障の疑いがあると言われたら、必ず眼科で診察を受けてください。ここまで解説してきた通り、緑内障はある程度進行していても見えにくさを感じないことがありますし、自然に治ることはなく、何も治療をしなければ少しずつ確実に進行してしまいます。症状がないと病院にかかるのは足が重いかもしれません。でも、緑内障にとって放置は一番のリスクです。症状がないからこそ受診が大切なのです。

眼科の上手なかかり方 ①問診票は正確に

治療をスムーズにスタートするための問診

病院を初めて受診すると、まず問診が行われます。問診は、受診した理由や現在の症状と経過などを聞くもので、診断や治療だけでなく、患者さんと医師とのコミュニケーションをスムーズにスタートさせるためにも大切なものです。

問診票の書式は病院によって違いますが、おおよそ左の表のような内容を書くようになっています。**薬の名前など、とっさに出てこないこともあるので、表を参考に事前に書き出しておきましょう。今の症状がいつから始まったのか、どう変化しているかについては、具体的に時系列で伝えられるようにしておけるとベストです。**

診察では、問診票を元にいくつか質問されます。大事なのは、正確に答えることです。持病や生活習慣、飲んでいる薬などの情報は、診断を正確にしたり、治療方針を決めるためにとても大切な情報です。

問診票は具体的に記入・回答を

眼科に行ったときに困らないように、事前に準備しておきましょう。

問診票

□ いつからどんな症状がありますか？

（例）2週間くらい前から目の痛みと頭痛がある　など

□ 目に痛みはありますか？

（例）目の奥にズキズキする痛み　など

□ 目の症状以外に何か症状はありますか？

（例）ずっと頭が痛い。たまに吐き気がする　など

□ 症状が出る前の視力は？

（例）裸眼:右0.4 左0.6、矯正:右1.0 左1.2　など

□ 現在、何か病気にかかっていますか？ その経過は？

（例）糖尿病:10年前に診断、7年前から血糖降下薬を服用
高血圧:4年前から血圧降下薬を服用　など

□ 現在、服用している薬はありますか？

（例）処方薬:血糖降下薬、血圧降下薬　　市販薬:花粉症用の鼻炎薬　など

□ 薬にアレルギーはありますか？

（例）ペニシリン系抗菌薬　など

□ これまでに目の病気やけがをしたことはありますか？

（例）花粉症による結膜炎（春のみ）　など

□ 家族に目の病気にかかった人はいますか？ それはどんな病気ですか？

（例）父:緑内障　　母:白内障　など

□ たばこは吸いますか？

（例）10年前まで吸っていたが禁煙した　など

□ ほかに伝えておきたいことはありますか？

（例）父が緑内障なので気になっている　など

眼科の上手なかかり方 ②症状は具体的に

見え方・時期・程度・時間帯を伝える

ものが見えにくいなど患者さん本人にしかわからない症状は、診断のために最も重要な情報ですから、正確に、具体的に伝えることが大切です。

まず見え方については、両目で見たときと、左右それぞれ片目で見たときの状態を分けて伝えましょう。視野のどこが欠けているのか、どんなふうに見えるのかを具体的に伝えてください。どんなふうに見えるかについては、ふだんから両目と片目でセルフチェックする習慣をつけておくとよいでしょう（P.86参照）。

次に、症状が出始めたのはいつかを伝えます。「○月○日から始まった」と、はっきり言えないことも多いと思いますが、○月の始め頃から違和感があった、見えにくいと気づいたのはいつで、何がきっかけだったかなど、具体的に伝えます。また、症状が変化している場合は、どんな変化なのかを時系列で伝えます。

症状の上手な伝え方 4つのポイント

POINT 1
両目、左目、右目のそれぞれの見え方を分けて伝える

POINT 2
症状が出た、または気づいたのはいつか。その変化を時系列で伝える

POINT 3
どんなふうに見えにくいのか、自分の言葉で具体的に伝える

POINT 4
見えにくさなどの症状はどの時間帯にあらわれるかを伝える

3つめは見えにくさです。見えにくいと言っても実際には、ぼやける、白いもやがかかる、ゆがんで見える、小さい虫のようなものが飛んで見えるなど人それぞれなので、どんなふうに見えにくいのかを詳しく伝えましょう。うまく伝えようと緊張しなくてよいので、自分の言葉で伝えることが大切です。

4つめは時間帯です。1日中見えにくいのか、暗くなると見えにくいのかなど時間による変化を伝えます。

頭痛や吐き気、めまいなどの症状を伴っている場合は、目の症状ではないから関係ないだろうと思わずに、併せて伝えるようにしましょう。

眼科ドックで緑内障を早期発見

緑内障だけでなく、白内障や角膜・網膜などの異常もわかる

眼科ドックは目に特化した検査です。検査項目は医療機関によって異なりますが、眼圧、眼底の検査に加え、緑内障の診断に必要なOCT（三次元眼底解析）検査（P.82参照）が含まれています。

当院では、眼科ドックを受診した患者さんのうち、要再検査の人が16・1％、要経過観察の人が31・9％と、約半数の人に異常が見つかりました。年齢別に見ると、40歳代の人の11・1％が要再検査、28・3％の人が要経過観察という結果が出ています。40歳を過ぎると目の病気にかかる確率が上がるため、できれば1年に1回は眼科ドックを受けてほしいと思います。

検査費用も医療機関ごとに違いますが、2万円前後（保険適用外）で受けられます。また、検査結果は当院の場合、後日、郵送でお知らせしています。

眼科ドックなら ここまでわかる！

検査項目	内　容
他覚的屈折検査	機器を使って遠視・近視・乱視などの屈折度数を測る
自覚的屈折検査	眼鏡型の枠に検査用レンズを入れ換えながら、一番見えやすい度数を調べる
矯正視力検査	眼鏡・コンタクトレンズで視力を測る
眼圧検査	眼圧を測定する
眼位	目の位置や動きを調べる
調節機能	目のピント調節機能を測定する
両眼視機能	両目でものを見たときの左右の目の動きを調べて、斜視などを検査する
視野検査	見える範囲、視野のどこが欠けているかを調べる
OCT（三次元眼底解析）検査	赤外線を使って網膜や視神経乳頭の断層撮影をし、厚みなどを調べる
眼底撮影	眼底の写真を撮影し、視神経乳頭や黄斑部を中心に、網膜や血管の様子を調べる
涙液検査	涙の量を調べる。ドライアイの検査
角膜内皮細胞検査	角膜を撮影し、左右の角膜内皮細胞の数や密度、形や大きさを調べる
細隙灯顕微鏡検査	スリット状の光を目に当て、角膜や虹彩、水晶体などの様子を観察する
涙液層破壊時間（BUT）検査	特殊な色素を使い、角膜表面で涙が乾燥する時間を計り、涙の安定性を調べる

前視野緑内障、視《し》神《しん》経《けい》乳《にゅう》頭《とう》陥《かん》凹《おう》拡《かく》大《だい》と言われたら

緑内障に近い状態。放置せずに定期健診を

前視野緑内障や視神経乳頭陥凹拡大は、緑内障が疑わしい、または緑内障に近いと考えられる所見です。眼科ドックなどでこれらの状態を指摘された場合は、緑内障に進んでいないかを定期的にチェックすることが大切です。

前視野緑内障とは、視神経に緑内障を疑わせるようなダメージはあるけれど、視野の欠けがない状態のことです。**必ず緑内障になるとは限らず、何も治療をしないまま、視野が欠けることなく、一生を過ごす人もいます。**でも、放置だけはしないようにしましょう。前視野緑内障に対して緑内障診療ガイドラインでは、原則として治療はせず、慎重に経過を観察すること、としています。ですから、定期的にチェックすることは必要なのです。特に、眼圧が高い、血縁者に緑内障患者がいる、強度近視など緑内障のリスクを持っている人は、最低でも年に1回は検査を受けて、緑

内障になっていないか確認してください。また、早めに治療を始めるかどうかも、医師とよく相談しながら経過を見ましょう。

次に、視神経乳頭陥凹拡大についてですが、この視神経乳頭とは、眼球の奥から視神経の束が出て行くところのことで、正常であってもくぼんでいます。そのため、そのくぼみを視神経乳頭陥凹と言います。つまり、視神経乳頭陥凹拡大とは、そのくぼみが正常より大きくなっている状態のことです。視神経乳頭陥凹は、眼圧が上がると圧迫されて広がっていきます。つまりくぼみが拡大しているということは、眼圧が上昇していること、そして緑内障の可能性があるということです。ただし、視神経乳頭陥凹の大きさには個人差があり、１回の検査だけで緑内障と診断することはできません。**眼科ドックなどで視神経乳頭陥凹拡大の所見があると言われたら、眼圧や視野の検査などを受け、緑内障か否かを確認しましょう。**また、その時点では緑内障になっていなかった場合も、加齢とともに眼圧が上がって緑内障に発展することがありますから、必ず定期的に検査を受けるようにしてください。

【緑内障の検査】①眼圧検査

どの検査も痛みは感じにくい

眼圧の検査は、目に直接触れるものと触れないものに分けられます。最も一般的なのは、目に触れない空気眼圧計です。黒目の部分に一瞬空気を当て、眼球の凹み具合から眼圧を測定します。**空気が当たるときに一瞬びっくりしますが、安全で痛みは感じにくいです。**

目に直接触れるゴールドマン圧平眼圧計は、測定機器の先につけたチップを角膜に当て、眼球を少し押して眼圧を測ります。**測定するときは目に麻酔をするのでこちらも痛みは感じにくいです。**

自分で測定できる手持ち眼圧計もあります。プローブと呼ばれる小さくて先が丸い針が機器からピュッと出て優しく角膜に触れ、跳ね返る様子で眼圧を測定します。跳ね返りを利用するのでリバウンド式と呼ばれています。

眼圧を測る3つの検査計

空気眼圧計

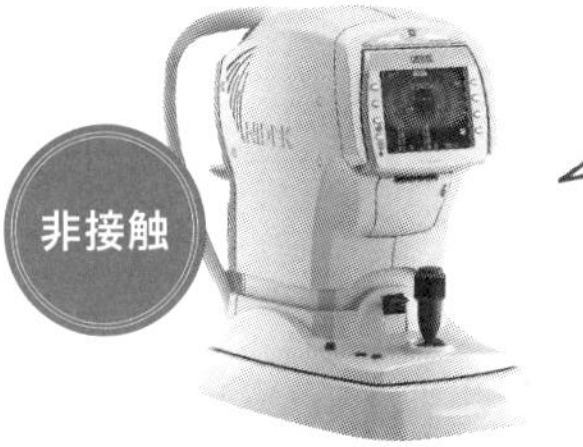

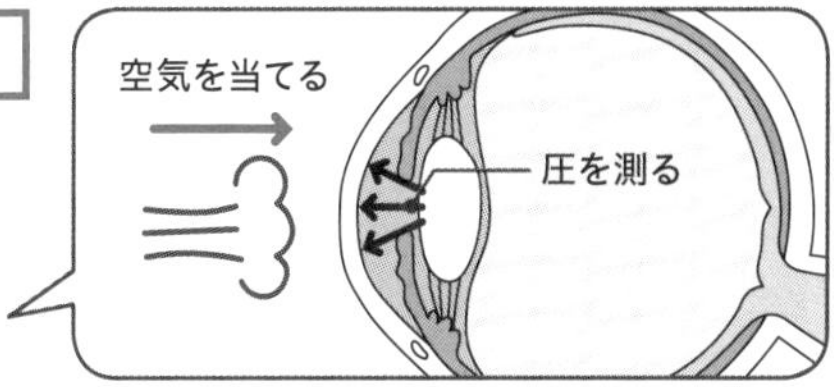

目に一瞬空気を当て、黒目の部分の凹み具合から眼球の硬さ＝眼圧を測る。やや正確性に欠ける。

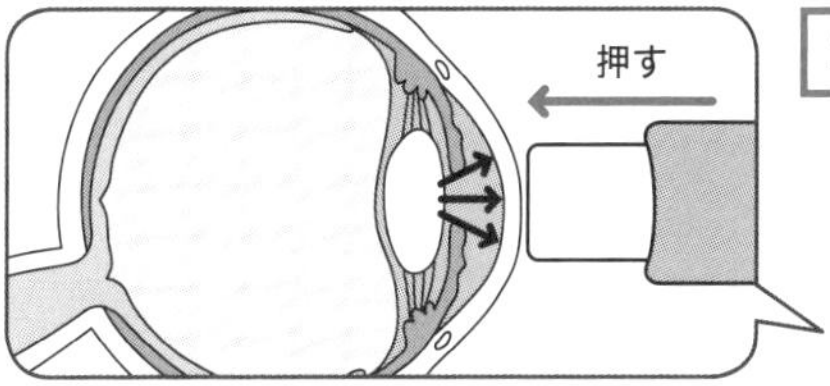

ゴールドマン圧平眼圧計

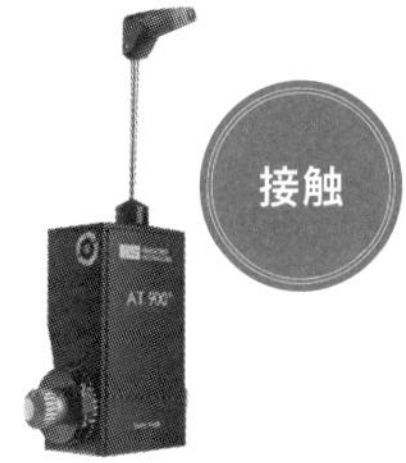

目に麻酔をし、測定機器の先につけたチップを角膜に接触させ、眼球を少し押して眼圧を測る。正確な数値が得られる。

手持ち眼圧計

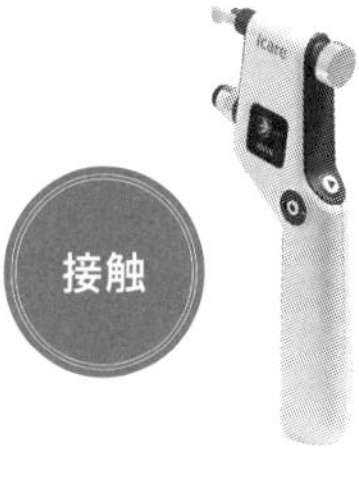

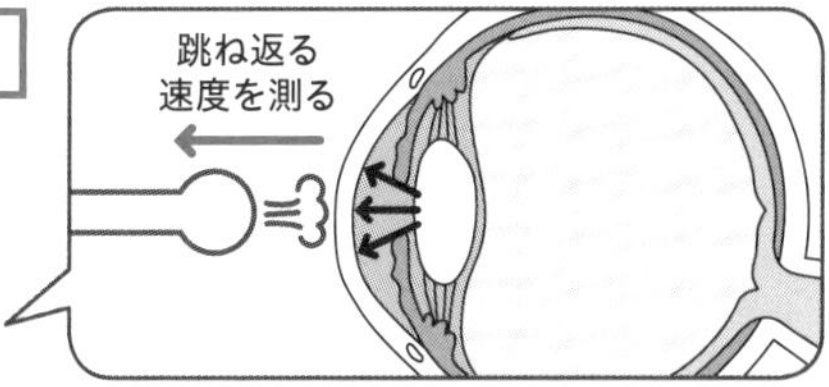

プローブと呼ばれる先の丸い小さい針を角膜に当て、跳ね返る様子で眼圧を測る。リバウンド式とも呼ぶ。

【緑内障の検査】②隅角検査

隅角が狭いか、ふさがっているかを確認する

隅角や線維柱帯を観察し、どんなタイプの緑内障かを調べるのが隅角検査です。隅角検査には、細隙灯顕微鏡《さいげきとうけんびきょう》という検査機器を使います。細隙灯顕微鏡はスリットランプとも呼ばれ、スリットから出る帯状の光を、目に対して斜めの方向から当て、角膜、結膜、前房、虹彩、瞳孔、水晶体を観察します。細隙灯顕微鏡検査の際、患者さんは、頭が動かないように指定されたところに顎とおでこをつけているだけで、まぶしさはありますが痛みは感じにくいです。

そして隅角検査は、この細隙灯顕微鏡と、隅角鏡という特殊なレンズを使います。隅角鏡はカメラの望遠レンズを小さくしたような形のもので、中に鏡が入っています。これを患者さんの角膜に当て、細隙灯顕微鏡で観察します。検査の前に麻酔薬と角膜保護剤を点眼するので、痛みは感じにくいですが、少し圧迫されるような感

鏡を使って隅角の狭さを見る

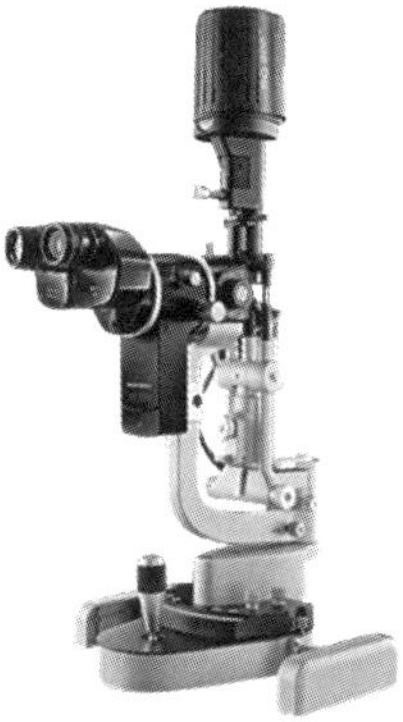

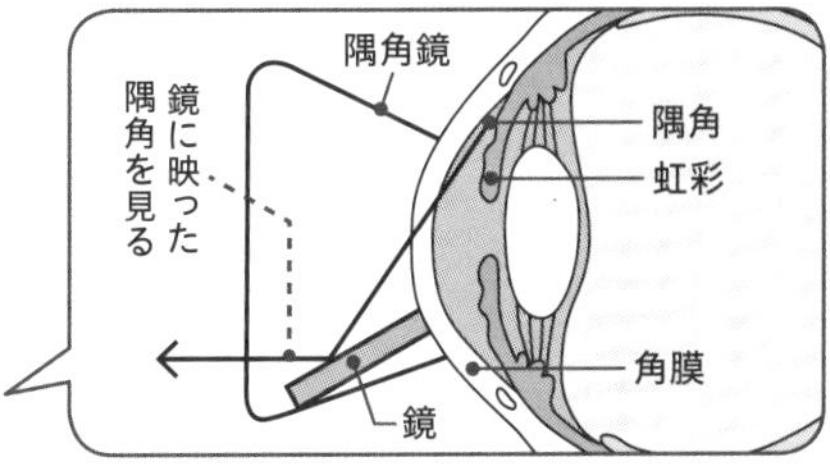

細隙灯顕微鏡だけでは隅角は見えないので、隅角鏡を角膜に接触させ、中の鏡の反射を利用して隅角の様子を観察する。麻酔を行うので痛みは感じにくい。

覚があります。

隅角は、黒目の表面を覆う角膜と中の虹彩の間の狭い部分なので、細隙灯顕微鏡だけでは見えません。そこで隅角鏡を用い、反射を使って〝隅〟のほうを観察するのです。**この検査で隅角が狭くなっている狭隅角や、ふさがっている隅角閉塞であることがわかれば閉塞隅角緑内障（P.36参照）、隅角に十分なスペースがあるなら開放隅角緑内障（P.34参照）と判定されます。**

隅角検査では、隅角の広さだけでなく、線維柱帯や虹彩、毛様体の様子、隅角の血管の様子なども観察できます。検査にかかる時間は数分〜10分程度です。

【緑内障の検査】③視野検査

見えている範囲をチェックする

視野検査は、視野のどこに、どのくらい見えないところがあるかを調べる検査です。動的視野検査と静的視野検査があります。動的視野検査は、ゴールドマン視野計という機器を使います。1点を見つめたまま、視野の外のほうから動いてくる光が見えたらボタンを押すことを繰り返し、どこまで見えるか、どこが見えにくいかを調べます。光が動くので「動的」と言います。この検査は視野全体の見え方を把握するのに役立ちます。

静的視野検査は、1点を見つめたまま視線を固定します。あちこちで明るさの違う光がついたり消えたりするので、それが見えたらボタンを押すという検査です。光が動かないので「静的」と言い、自動視野計やハンフリー視野計と呼ばれる機器を使います。緑内障による視野の欠けを調べるときは、この検査法を使います。

視野検査の数値の見方

MD値とは　同年代の正常値と比べたときの視野の欠け具合。0が正常、-30が失明。

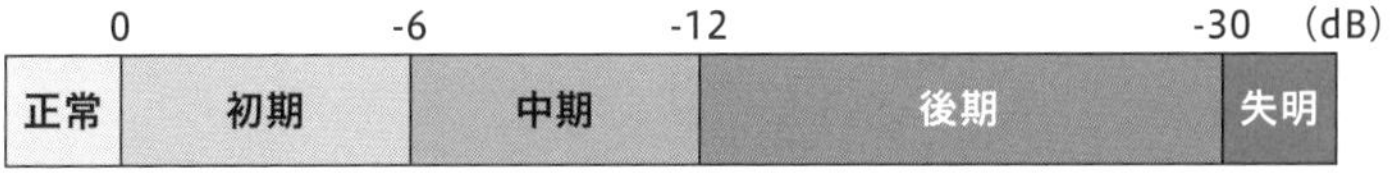

VFIとは　視野の何%が見えているか。単位は%。100%が正常、0%が失明。

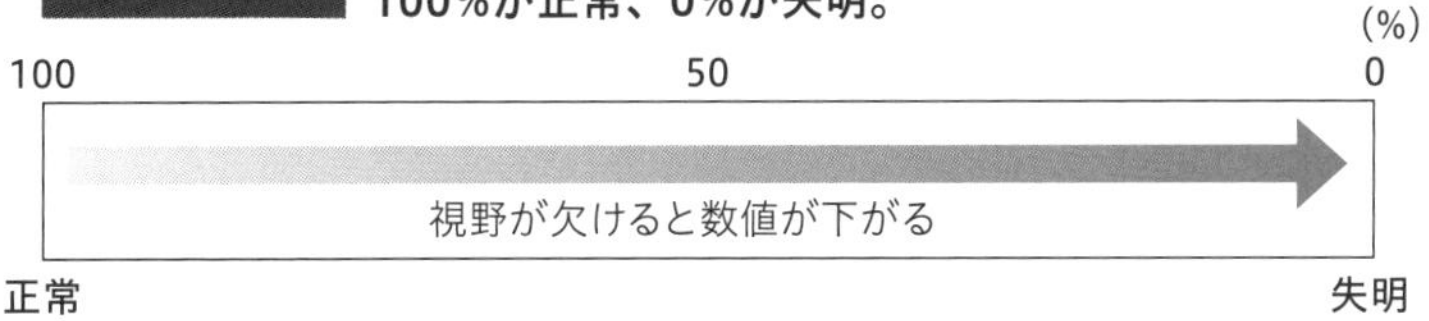

いずれも10～15分くらいの検査ですが、集中力が必要です。緊張してうまくいかなかったり、途中で姿勢がつらくなってきたりしたら、その旨を検査員に伝えましょう。

静的視野検査の結果、MD値とVFIという数値が得られます。MD値は同年代の正常の人と比べて視野の欠け具合がどのくらいかを示すもので、単位はデシベル（dB）です。0が正常、マイナス30がまったく見えない状態で、初期、中期、後期の基準は上の図の通りです。VFIは視野の何%が見えているかを示すもので、単位は%です。正常が100%、まったく見えない状態が0%です。

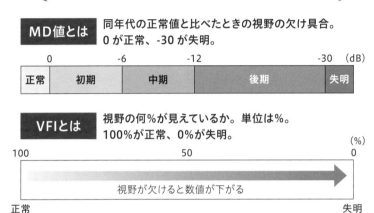

【緑内障の検査】④OCT検査

視神経線維層の厚さで、緑内障かどうかがわかる

OCT（三次元眼底解析）検査は緑内障の診断に重要な検査です。目の中に赤外線を当て、反射して戻ってきた光をコンピュータで解析し、網膜や視神経の状態を見ます。**赤外線を使うので、放射線の被曝の心配はありません。**また、麻酔や散瞳（点眼薬を使って瞳孔を広げること）がいらないので、検査時間が短く、機器があればいつでも検査ができます。

この検査では、網膜の黄斑部や視神経乳頭を中心に、網膜の厚さや層の様子を詳しく知ることができます。網膜の厚さは、中央あたりは0・3～0・4㎜程度、周辺部分は0・15㎜程度ととても薄いのですが、10層もの層が重なってできています。OCTではその薄い層の様子を画像に映し出すことができます。そして、視神経の線維がたくさん走っている層がダメージを受けて薄くなっていれば、緑内障だとわ

かります。**視野の欠けなどの自覚症状がなくても、ＯＣＴ検査なら初期の小さな変化も見つけることができるので、緑内障の早期発見に役立ちます。**

検査結果の表示は検査機器のメーカー等によって異なりますが、いくつかの画像や数値であらわされます。緑内障に関しては、特に視神経線維層のグラフ（次ページ参照）が重要です。このグラフは、視神経乳頭の中心から一定の距離の円周の視神経線維層の厚さを示しています。正常では目の上下の部分が厚いので、グラフは2つの山を描きます。図にはあらかじめ正常範囲とボーダーライン、それ以下の異常値がわかるグラフが示されていて、そこに検査で得られた実際の数値のグラフが描かれます。そのグラフから、視神経線維層は全体的に正常範囲内にあるのか、どの部分が薄くなっているのかがわかります。

また、検査結果には、視神経乳頭陥凹を中心にした周囲の網膜の厚さを赤（薄い）、黄（ボーダーライン）、緑（正常）で示したグラフや、視神経乳頭の部分の断面の画像など、いくつもの図が表示されます。図の見方や、それらが何を示しているかは、医師にしっかり説明してもらいましょう。

OCT検査の結果の見方

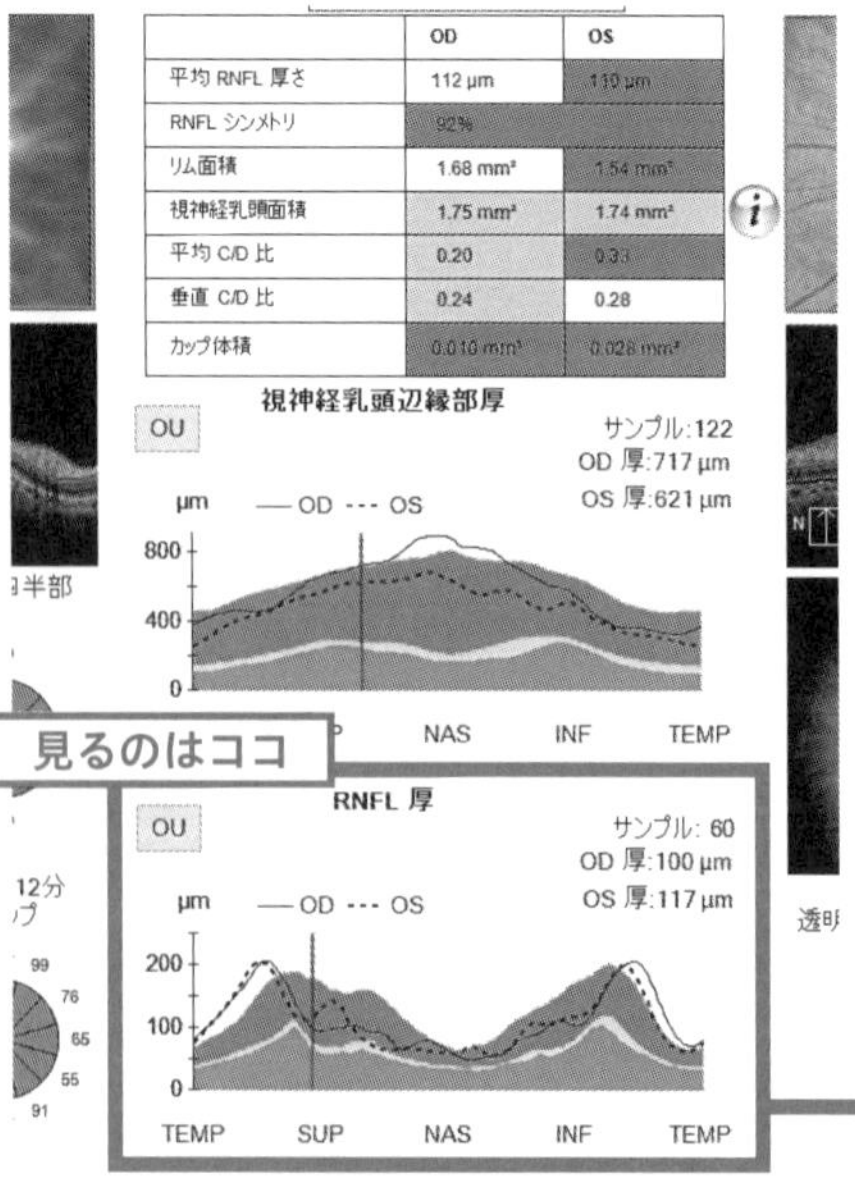

	OD	OS
平均 RNFL 厚さ	112 µm	110 µm
RNFL シンメトリ	92%	
リム面積	1.68 mm²	1.54 mm²
視神経乳頭面積	1.75 mm²	1.74 mm²
平均 C/D 比	0.20	0.33
垂直 C/D 比	0.24	0.28
カップ体積	0.010 mm³	0.028 mm³

検査結果

OCT検査では、網膜の各部位の厚さの数値や断層画像などが得られる。特に緑内障の診断では、視神経乳頭の中心から一定距離の円周上の網膜の視神経線維層の厚みを示すグラフが重要。

正常な人

RNFL Thickness

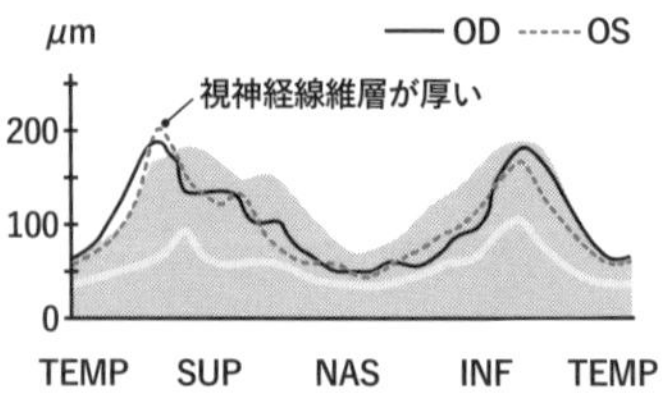

緑内障の人

RNFL Thickness

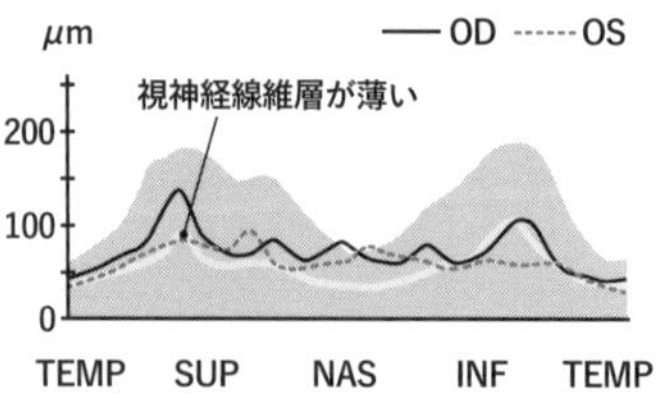

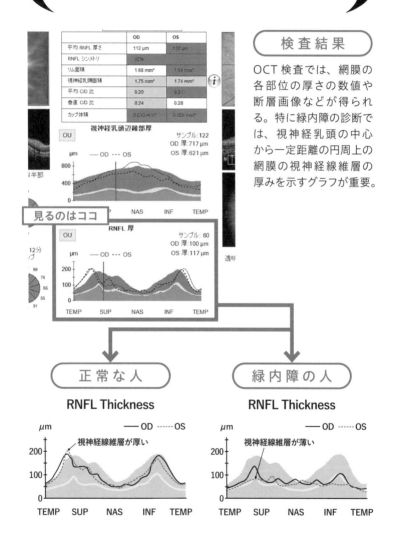

【緑内障の検査】⑤眼底検査

ほとんどの緑内障を見つけられる

眼底検査は、目の奥の網膜を撮影し、視神経の状態をチェックする検査です。散瞳させてから調べるものと、散瞳させずに行う検査があります。散瞳させる場合は、瞳孔が開くため検査後４～６時間程度、見えにくさやまぶしさを感じます。そのため、車や自転車の運転ができなくなることがあります。緑内障がある場合は、散瞳薬は眼圧を上げるため散瞳させない検査をします。

倒像眼底検査は、瞳孔から光を入れ、目の前に置いたレンズで目の中を観察する検査です。患者さんに目を動かしてもらいながら、眼底の広い範囲を観察します。

直像眼底検査は、検眼鏡を使い、瞳孔から光を入れて直接眼底を観察するものです。見える範囲は狭いのですが、倒像眼底検査より拡大率が大きく、眼底の黄斑や視神経乳頭の部分をしっかり観察することができます。

シートを使ってセルフ視野チェック

緑内障の予防・早期発見に役立つ

緑内障は、かなり進んでいても自覚症状があらわれません。日常生活の中では両目でものを見ているので、片目に視野の欠けがあっても気づかないのです。でもあらためてチェックしてみると、見えにくいところや視野のゆがみを発見できることがあります。**そこでおすすめなのが、左の図を使ったセルフ視野チェックです。**

まず、左の図を自分の目から30㎝離します。家族などに本書を開いたまま持ってもらうといいでしょう。片方の目を手で覆い、もう片方の目で中心の黒い丸を見ます。本書を持っている人に、書籍をゆっくり回して（一周して）もらい、4つのマークが見えているかをチェックします。隠す目を反対にし、同様に行います。見えないマークがあれば視野が欠けている可能性があります。

1分でできる！ 視野チェック

【やり方】本ページを開いたまま書籍を持ってもらい、30㎝離れた場所に立つ。中心の黒い丸を見た状態で書籍をゆっくり回してもらい、４つのマークの見え方を片目ずつチェックする。

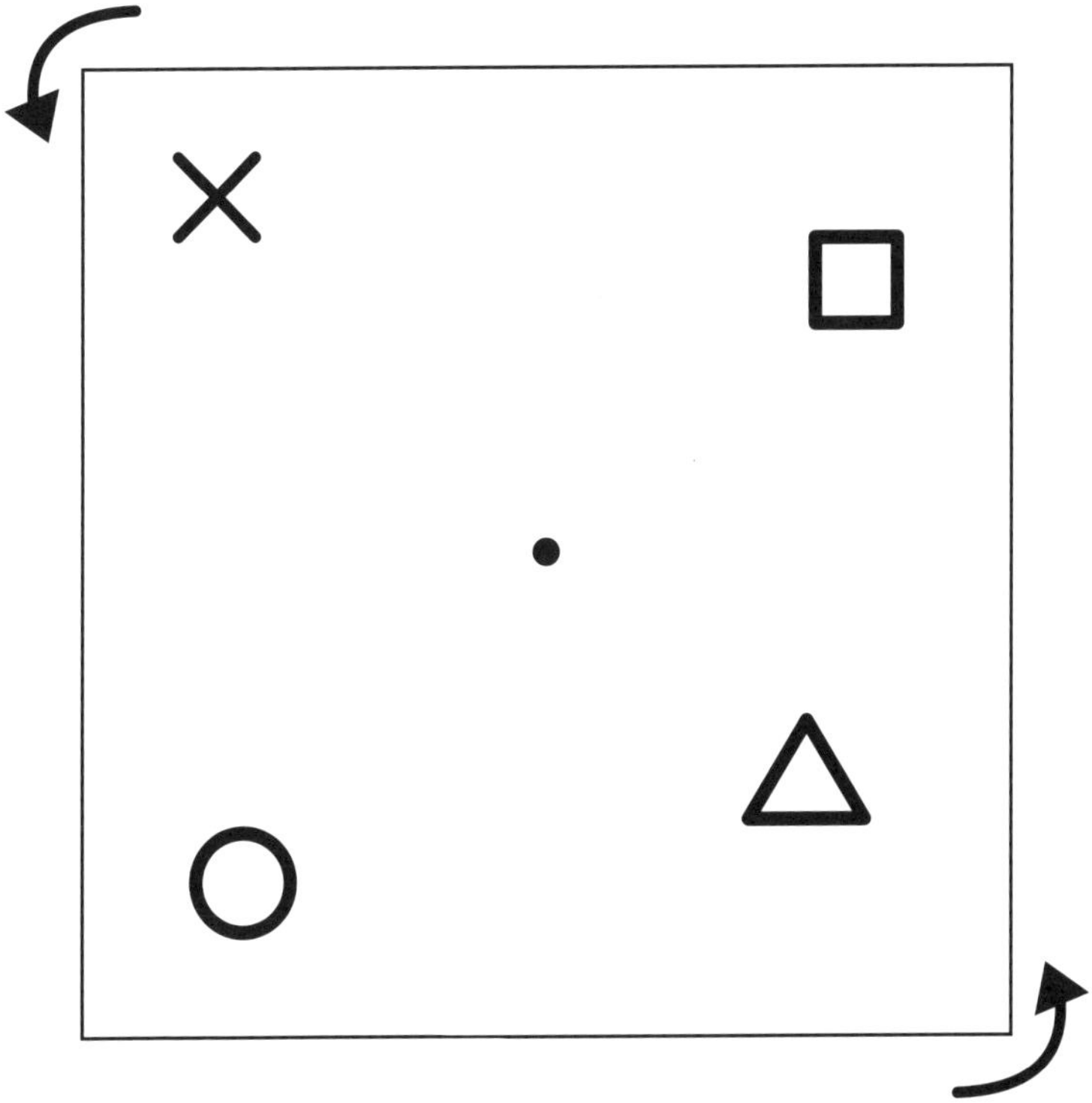

４つのマークの中で見えないものがある場合は、緑内障の可能性がある。別の用紙に日付、右目か左目かと、見え方を記録しておく。

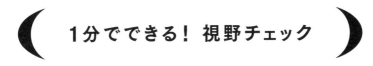

毎日チェックして変化を確認

視野に異常があると、左の図のようにシートのどこかに見えないところがあったり、ぼやけて見えるところがあったりします。

見え方に違和感があれば、どの部分にどんな異常があるかを、左右の目それぞれで確認し、見え方、日付を記録して眼科受診時に伝えましょう。

シートによるセルフチェックは、就寝前、起床後などに毎日行いましょう。生活の中でもセルフチェックができます。壁や窓に格子状の線があれば、それで視野の欠けをチェックするのもよいでしょう。たとえば、日付ごとに線が引かれているカレンダーがあったら、洗面所などにかけておきましょう。朝晩の歯磨きのときに左右の目のチェックを行うことを習慣にすれば、いち早く異変に気づくことができます。

こんな見え方をした人は注意が必要

例１　視野の欠けが片目にある

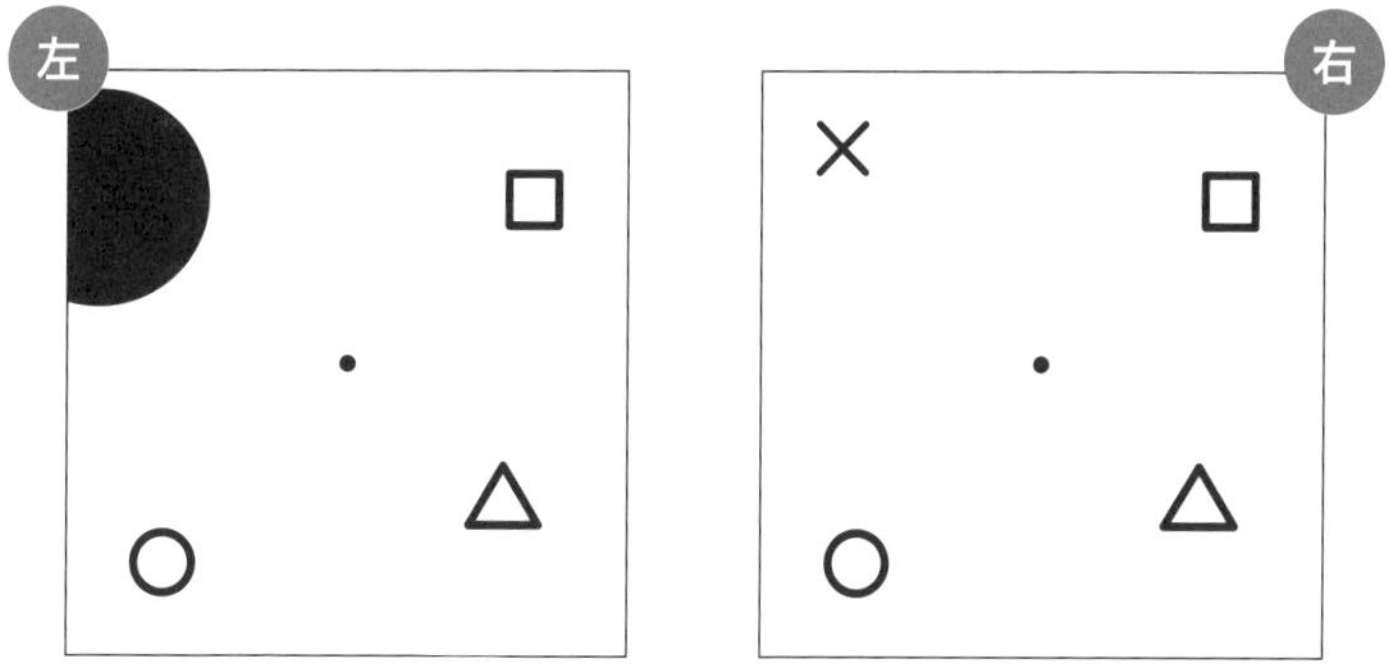

例２　視野の欠けが両目にある

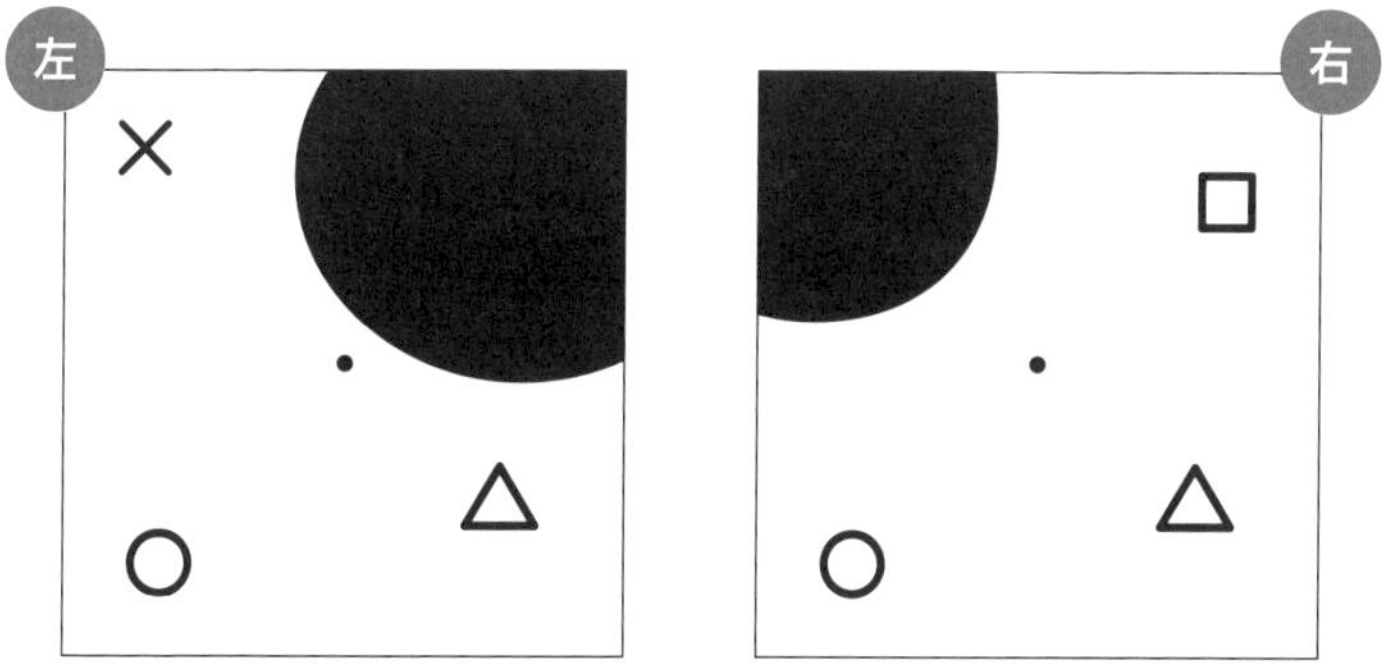

視野の欠けは徐々に進行する。シートを見て、見えにくい場所がある、ゆがんで見える場所がある、すでに両目に視野の欠けがある場合はすぐに眼科を受診し、医師に相談を。

COLUMN

2

定期的な目の検査こそアンチエイジング

アンチエイジング（抗加齢）とは、年齢を重ねても、いつまでも若々しく過ごすことです。アンチエイジングのために、肌に気を使ったり、運動をして筋力を落とさないようにしたり、定期的に人間ドックを受けたりしている人は多いですが、目の老化を防ぐために対策をしている人は多くないのではないでしょうか。

緑内障だけでなく、目の老化が進んで視力が低下すると、生活が不自由になることも少なくありません。いつまでも「見える目」を維持すること、そのために早い段階から定期的な検査を受けて目を守ることこそアンチエイジングだと言えます。

緑内障は早期発見で進行を抑えられる病気です。「見える幸せ」を手放さず、いつまでも健康に長生きするために、ぜひ１年に１回の検査を習慣化してください。

第3章

緑内障を遠ざけ目の健康を守る

【やめる習慣・始める習慣】

目の健康はセルフケアで守れる

目を不健康にする習慣は今すぐストップ

実は、毎日特に意識することなく繰り返している生活習慣の中に、眼圧を上げてしまったり、目に負担をかける可能性があるNG行動があります。

それは、かたよった食事や、運動不足、喫煙やストレス、睡眠不足といった生活習慣などです。これらが糖尿病や動脈硬化、心臓病や脳卒中などの病気につながってしまうことは、皆さんもよくご存知でしょう。緑内障の原因はわからないことも多いですが、多くの生活習慣病と同じく、加齢や体に負担となる生活習慣が関わっているのは確かです。年齢を重ねるのは止められませんが、生活習慣を改善することで、老化スピードを落としたり、病気を予防したりすることはできます。健康的な生活習慣は、目のためにも大切なことなのです。

NG行動で特に重要なのは、直接的に眼圧を上げてしまう可能性がある行動です。

うつ伏せやうつむく姿勢、逆立ちなど、目の前面や頭を下にするような姿勢は、眼圧を上昇させるためできるだけ控えましょう。仕事の合間に眠くなって、机につっぷして居眠りする。腹ばいになって本を読んだりタブレットで動画を見たりする。そんな何気なくしている行動が、眼圧を上げてしまうかもしれないのです。

また、現代人は誰もが多少のストレスを抱えています。ストレスはあらゆる病気と関係していますが、緑内障も例外ではありません。**ストレスが血圧を上げ、眼圧に影響することも考えられます。**網膜への血流も悪くなり、視神経にもダメージを与えることがあるかもしれません。急に興奮したりイライラしたりすることで眼圧が急上昇し、緑内障発作を引き起こすこともないとは言えません。完全にストレスのない生活を送るのは難しいものですが、ストレスのもとになることを避けたり、ストレスを解消する術を身につけておきたいですね。

次ページから、避けたいNG行動を紹介します。すべてをやめるのは難しいでしょうから、できる範囲、続けられる範囲で試してみてください。

緑内障と診断された人は点眼薬による治療をしっかり続けながら、生活習慣を改善し、悪化を防ぎましょう。

やめる習慣
NG!

暗い場所でのスマホや読書

暗い場所では隅角が狭くなる

暗い場所では瞳孔が開く。瞳孔が開くとき虹彩は縮んで厚くなる。隅角が狭くなってしまい、房水の排出が妨げられ、眼圧が上がる。

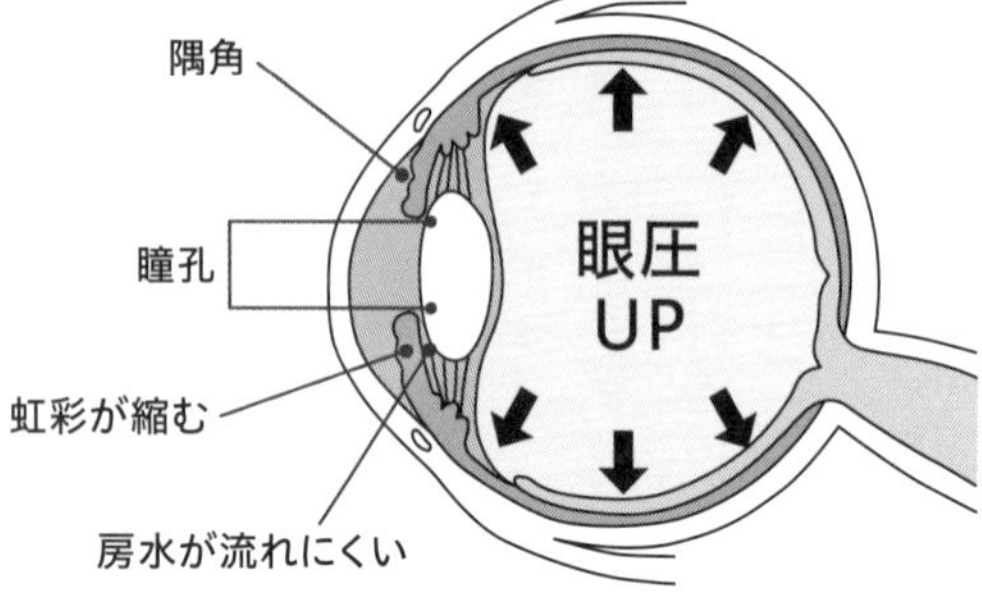

暗いところでものを見るのはNG行動です。暗いとよく見えないだけでなく、眼圧にもよくありません。

暗いところでは、光をたくさん取り込もうとして瞳孔が開きます。瞳孔が開いているとき虹彩は縮み、厚くなっています。そして虹彩が厚くなることで隅角が狭くなり、房水の流れが妨げられて、眼圧が上がってしまうのです。

本を読んだり細かい作業をしたりするときは、手元や部屋を十分に明るくするようにしましょう。

やめる習慣

NG!

長時間のうつむき姿勢

うつむくと隅角が狭くなる

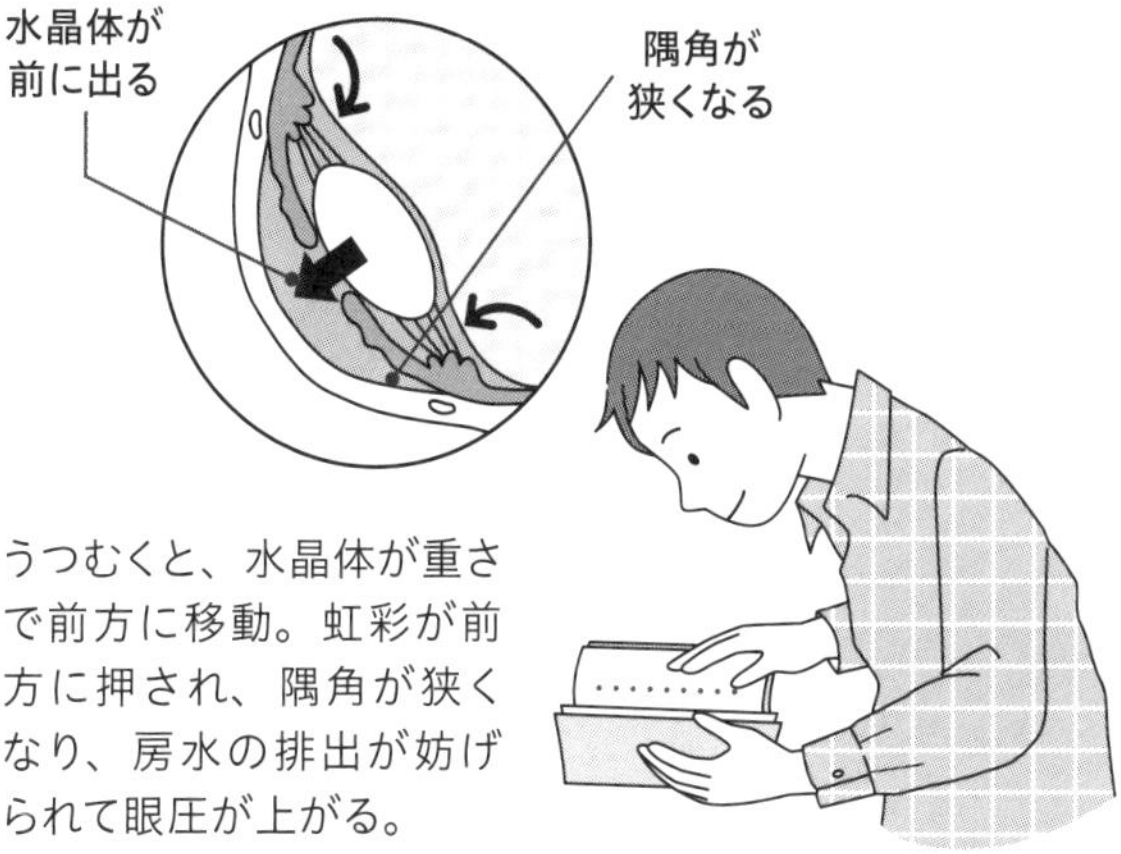

うつむくと、水晶体が重さで前方に移動。虹彩が前方に押され、隅角が狭くなり、房水の排出が妨げられて眼圧が上がる。

読書や動画の視聴に夢中になって、うつむいた姿勢をとり続けることはありませんか？　**顔が下を向くと、水晶体が下＝目の前方に落ちてきて、虹彩を前方に押し、隅角を狭くしてしまいます。**そのため長時間その姿勢でいると、眼圧が上がってしまいます。

手元の作業をするときは、うつむいた姿勢にならないように椅子や机を調節し、背筋を伸ばしたよい姿勢を保ちましょう。また、ときどき目を閉じて上を向き、休憩するのもおすすめです。

やめる習慣

NG!

喫煙は百害あって一利なし

喫煙者は、非喫煙者に比べて緑内障や加齢黄斑変性などの病気の発症リスクが何倍も高いことがわかっています。

また、喫煙後に眼圧が5㎜Hg以上、上がる人は、「健康な人に比べて原発開放隅角緑内障患者が多かった」という報告もあります。さらに、喫煙によって上強膜静脈の血管が収縮して房水の排出が減ったり、視神経乳頭への血流が悪くなるとも考えられており、目の健康を守るうえでは禁煙は絶対条件です。

喫煙による目への影響

たばこを吸うと末梢の血管が収縮する。目も血行不良に陥る

↓

白内障	糖尿病網膜症
1日20本以上の喫煙でリスクが2～3倍になる。	喫煙で血管のダメージが進み、網膜の障害が進行する。
緑内障	**加齢黄斑変性**
喫煙は視神経のダメージの進行を加速してしまう。	1日20本の喫煙で5年後に約5%が発症する。

出典：全国健康保険協会岡山支部『喫煙と目～喫煙が目に与える影響とは？～』より作成

やめる習慣 NG!

コンタクトレンズをしたまま寝る

強度近視は緑内障のリスクですから、緑内障の患者さんでコンタクトレンズを使っている人は多いと思います。コンタクトレンズは目の外に装着するので、緑内障の原因にはなりませんし、緑内障になってもコンタクトレンズは使えます。ただし、緑内障の手術をした場合、その方法によっては、術後、コンタクトレンズを使えないケースもあります。

また、**コンタクトレンズは使用方法を守り、清潔に扱うようにし、装用時間は長くても12時間程度にとどめます。つけたまま寝ると、角膜が酸素不足になり、視神経がダメージを受ける可能性があります。**点眼薬は、コンタクトレンズがハードかソフトか、どんな点眼薬かによってレンズの上からさせるかどうかが違いますので、医師の指示に従うようにしてください。メガネよりも角膜に傷がついたり、感染を起こしたりというリスクが高いので、正しく使うことが大切です。カラーコンタクトレンズも含めて、眼科医に処方してもらって正規のルートで購入しましょう。

やめる習慣
NG!

睡眠時無呼吸症候群を放置する

時間的には寝ているはずなのに、寝起きがスッキリしない人、昼間にひどい眠気におそわれる人、家族に「いびきがひどい」と言われる人は、睡眠時無呼吸症候群かもしれません。睡眠時無呼吸症候群は緑内障を悪化させる可能性があります。**メカニズムは、はっきりわかっていませんが、無呼吸によって低酸素状態になることが、網膜や視神経にダメージを与えるのではないかと考えられています。また、睡眠時無呼吸症候群の患者のうち、緑内障を有する割合は日本では7・2％で、欧米における緑内障を有する割合（2％）と比べて多かったという報告もあります。**

睡眠時無呼吸症候群とは、睡眠中に10秒以上呼吸が止まる無呼吸発作を、1時間に5回以上繰り返す状態を言います。睡眠中に舌の根元が落ち込んで気道をふさぐのが原因で、肥満や小さい顎、飲酒などがリスクになります。

治療するためには病院にかかる必要がありますが、耳鼻科や一般内科などさまざまな診療科で相談できるほか、睡眠外来がある病院もあります。

やめる習慣

NG!

紫外線に対して無防備でいる

紫外線は細胞の老化を加速

紫外線の影響で、角膜、水晶体、網膜が傷む。活性酸素（P.118参照）が発生して細胞が酸化し、老化が進行。水晶体では濁りの原因となる。

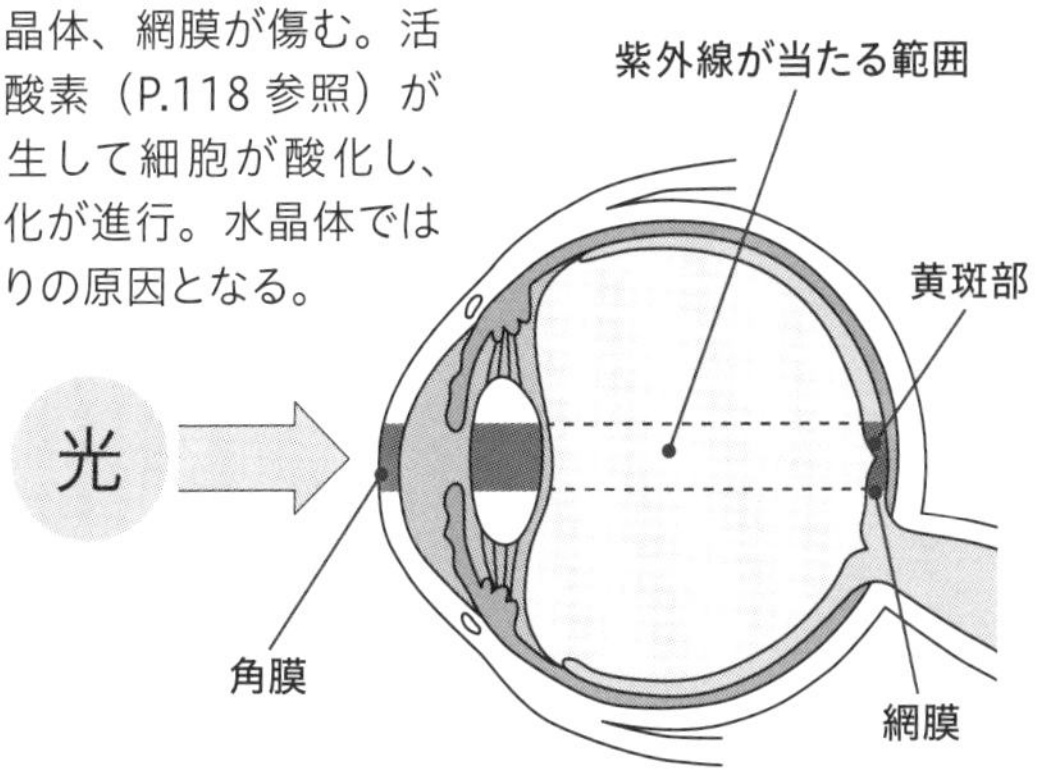

紫外線は体の細胞の老化を早めます。目も例外ではなく、長時間紫外線を浴び続けると、光が通過する角膜や水晶体、光が届く網膜や視神経の細胞がダメージを受けてしまいます。

日本で紫外線が最も強いのは7～8月ですが、真冬でも曇りの日でも紫外線は降り注いでいます。紫外線対策をしないで外出するのは、どの季節でも控えましょう。また、紫外線は窓を通って部屋の中にも入ってきますから、日中はレースカーテンを使うのもおすすめです。

やめる習慣 NG!

管楽器の演奏や風船をふくらませる

強く吹くと眼圧が上がる

管楽器を吹くときや風船をふくらませるとき、眼圧が急上昇する。息を止めていきむような動作も同様。

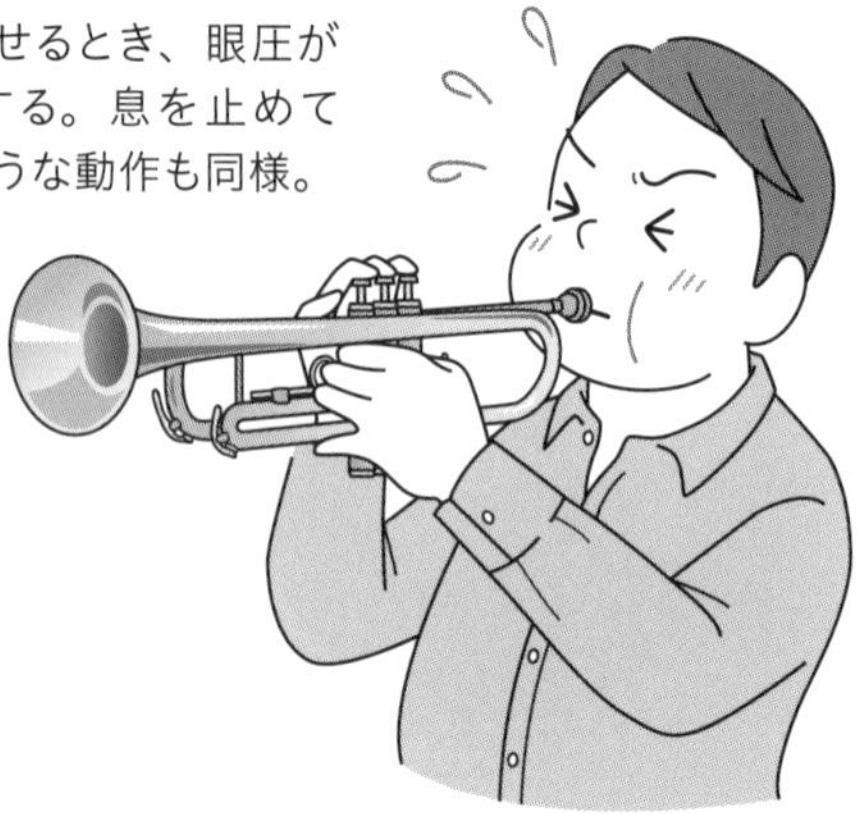

トランペットを優しく吹くと眼圧が0・88㎜Hg／秒上がり、激しく吹くと12秒間で眼圧が24～46㎜Hg上昇したという報告があります。風船や浮き輪をふくらませるときも同様ですが、息を吐くときに圧がかかるのが問題なのです。

管楽器を演奏することがある人は、やめるのが望ましいのですが、仕事などでやめられない場合もあるでしょう。そのようなときは、どのくらい使用してよいか、どのような使い方をすればよいかなど、医師と相談してください。

やめる習慣

NG!

目を1日に何回も洗う

目にゴミが入ったときや、花粉症で目がかゆいとき、目が乾いてゴロゴロするときなどは、目を洗いたくなりますよね。でも、目の健康を守る意味でも洗いすぎは**NGです。それは、目を守る働きがある涙や緑内障点眼薬なども洗い流してしまうからです。**

涙は常に分泌されていて、目の表面を潤しています。それ以外にも、涙には水だけでなく、ナトリウムなどのミネラル、たんぱく質、酵素、脂質やビタミンなどが含まれていて、目の表面が乾燥しないように保護するほか、栄養を運び、感染を防ぎ、傷を治す働きもあります。涙はたくさんの大切な役割を担っているのです。

花粉の季節やホコリが目に入ったときなど、水や市販の洗眼剤でときどき洗うのは問題ないでしょう。でも、1日に何度も洗うのは控えましょう。また、**緑内障治療のために点眼薬を使用している人は、目を洗うことで点眼薬の効果が薄まってしまうことも考えられるので注意が必要です。**

やめる習慣

NG!

カフェインのとりすぎ

カフェイン摂取量で眼圧に差

カフェイン摂取量 200mg以上／1日	カフェイン摂取量 200mg未満／1日
平均眼圧 19.47mmHg	平均眼圧 17.11mmHg

オーストラリアで行われた調査。49歳以上の男女、約3600人について、1日のカフェイン摂取量が200mg以上の人と200mg未満の人とで眼圧を比較したもの。カフェイン摂取量が多いグループのほうが眼圧が高かった。

出典：Chandrasekaran S, et al,J Glaucoma, Dec:14（6）504-507. 2005

コーヒーやエナジードリンクなどに含まれるカフェインには、心拍数の増加、興奮、覚醒といった作用があります。1日の始まりや、午後に眠気がおそってきたときに飲む人も多いでしょう。カフェインをとりすぎると眼圧が上がるか否かは明らかになっていませんが、カフェインを多くとる人のほうが眼圧が高い傾向があるというデータがあります。

身近な飲み物でカフェインを最も多く含むコーヒーの場合、1日に1〜2杯程度なら問題ないと考えられています。

やめる習慣 NG!

甘いお菓子やジュースのとりすぎ

糖尿病は緑内障の原因の1つです（P.40参照）。それは、高血糖状態によって網膜の血管が傷んで、結果的に視神経がダメージを受けるからです。高血糖状態が目によくないのは、糖尿病の人に限ったことではありません。**健康な人の場合、糖尿病の人ほど高血糖になったり、高血糖状態が続いたりすることはないものの、血糖値が上がりやすいものを食べすぎれば、視神経を傷める可能性があります。**

血糖値とは血液中のブドウ糖濃度のことで、ブドウ糖のもとになるのは糖質です。糖質には、砂糖、果物などに含まれる果糖、ご飯やパンや芋類などに含まれるでんぷんなどがあります。これらの食べ物のうち口に入れてすぐ甘味を感じるものは、分子が小さく、早く吸収され、血糖値を急上昇させます。その代表格が砂糖です。ケーキやアイスクリームなどのスイーツ、ジュースや炭酸飲料など砂糖を多く含むものはとりすぎないようにしましょう。**チョコレートはミルクチョコレートより、高カカオマスのダークチョコレートのほうが糖質量が少ないのでおすすめです。**

やめる習慣 NG!

アルコールの飲みすぎや一気飲み

アルコールは、適量なら問題ありませんが、飲みすぎはNGです。特に飲み会では注意が必要です。一気飲みや大量の飲酒は、水分のとりすぎも重なって眼圧を上げる可能性があります。酔って興奮し、大声をあげれば眼圧も上がります。脂っこく塩辛いつまみは、高血圧や動脈硬化につながり、目にもよくありません。大量の飲酒は体内で活性酸素を多く発生させ、動脈硬化を加速させます。また、寝酒は睡眠の質を下げることがあるので、寝る直前の飲酒は避けましょう。

飲み会での注意行動 Top4

NG!	一気飲み	アルコールに限らず、水分を一気にとることは眼圧の急上昇を招く。
NG!	大量の飲酒	アルコールを処理する際に活性酸素が生じ、細胞の酸化を促進する。
NG!	大声を出す	腹筋に力を入れて大声を出すと、眼圧が上昇する。
NG!	脂っこいものを食べる	脂質のとりすぎは動脈硬化の原因の1つ。全身の血流も悪くする。

やめる習慣

NG!

ヨガの逆立ちポーズや呼吸を止める筋トレ

適度な運動は緑内障の悪化防止に効果がありますが、運動の種目や方法によっては、眼圧を上げる可能性があるものがあります。

逆立ちのように頭が下になるような動作は、眼圧を上げてしまいます。**ヨガで頭を床につけて腕で体を支えて逆立ちになるポーズをとると、眼圧が15㎜Hgから30㎜Hgに上がったという報告もあります。**ヨガや瞑想は心身の安定をはかるためには効果的ですから、ポーズに注意して行ってください。

また、呼吸を止めてぐっと力を入れるようなトレーニング（ウエイトリフティングなど）は、眼圧が急上昇するため避けたほうがよいでしょう。ただし、筋力は健康維持のためには必要ですから、年齢や体力に合った適度な筋トレは続けてください。水泳は健康のためにとてもよい有酸素運動ですが、ゴーグルをきつく着けると眼圧が上がるという報告があるので注意が必要です。外せば眼圧は元に戻るので、きつくしすぎないようにし、休憩するときに外すようにするとよいでしょう。

やめる習慣 NG!

イライラする、興奮する

興奮は眼圧を上げる

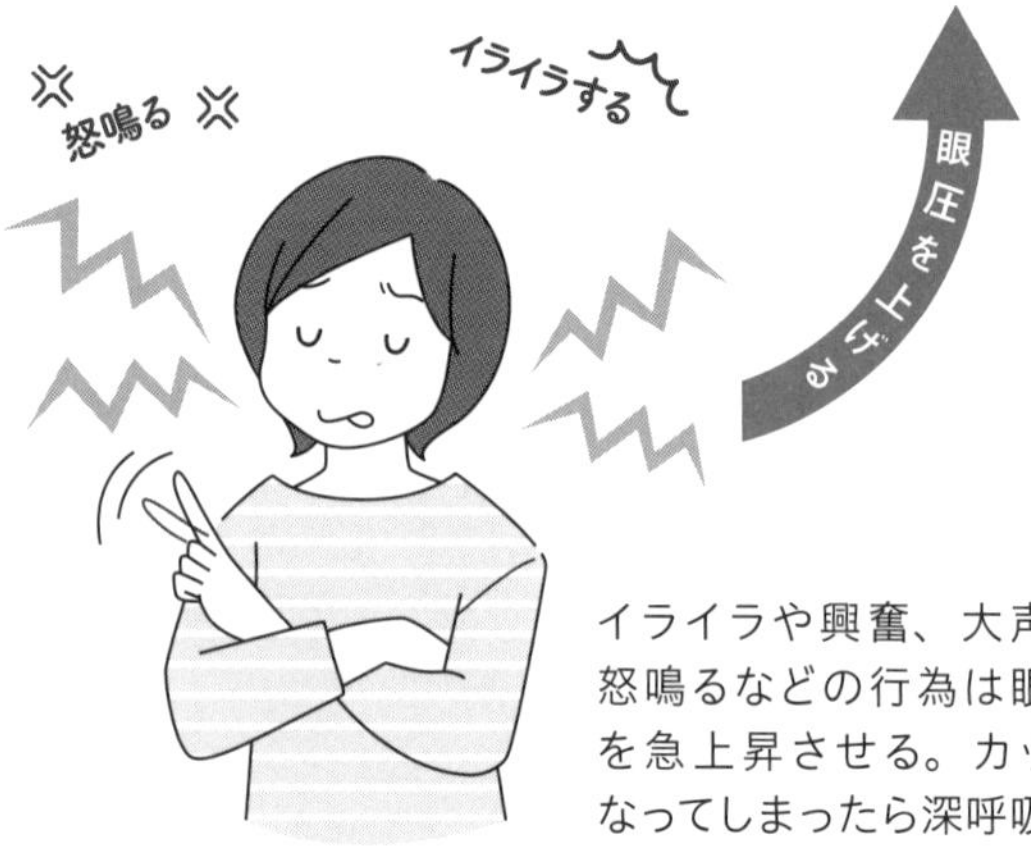

イライラや興奮、大声で怒鳴るなどの行為は眼圧を急上昇させる。カッとなってしまったら深呼吸を。

急にイライラしたり興奮したり、怒鳴ったりすると眼圧が急上昇します。職場や家庭で興奮して大声を出すような事態は、する側とされる側の双方にとってよいことはありません。日常の中にあるイライラのタネに直面したときは、カッとしないように、1拍置いて深呼吸し、少し距離をとりましょう。イライラのタネを解決しようとしても、簡単ではないでしょうし、むしろイライラがつのるかもしれません。うまく避けたり、その場から逃げたりするほうが得策です。

やめる習慣 NG!

ストレスが溜まった状態を放置する

ストレスは緑内障を悪化させる

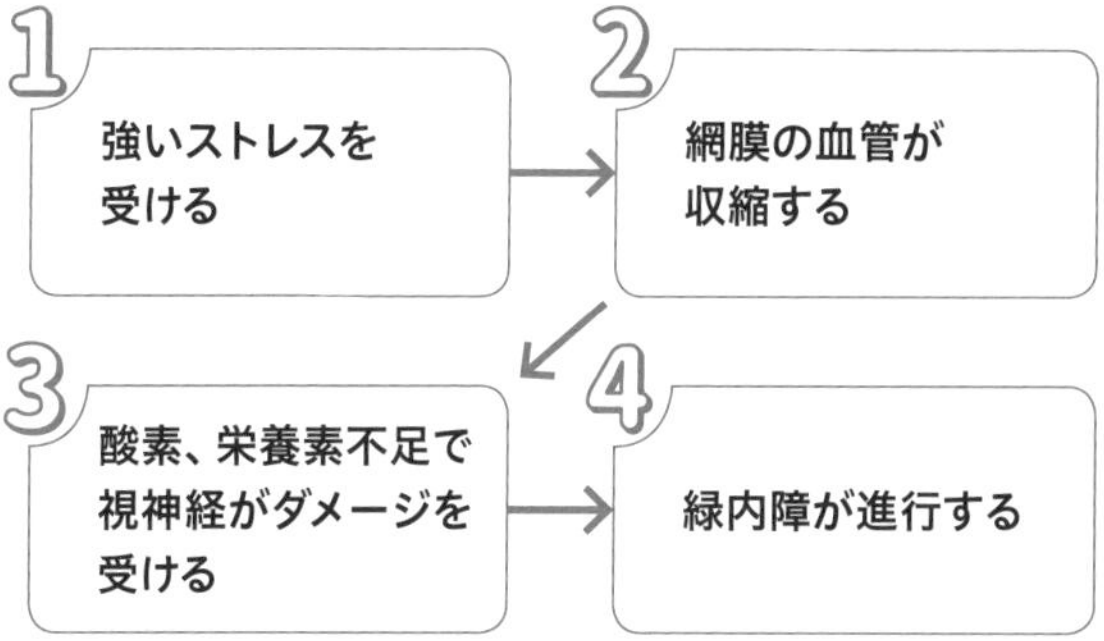
1
強いストレスを
受ける
2
網膜の血管が
収縮する
3
酸素、栄養素不足で
視神経がダメージを
受ける
4
緑内障が進行する

ストレスは交感神経を優位にさせる。交感神経には末梢の血管を収縮させる作用があり、網膜の血管も収縮し、血流が低下して視神経に負担をかける。

ストレスに直面すると、肉食動物に遭遇した草食動物のように、体は臨戦モードになります。交感神経が働いて血圧や心拍数が上がるだけでなく、網膜の血管が収縮して血流が減り、酸素や栄養素が不足して視神経がダメージを受け、緑内障を進行させると考えられます。

ストレス解消のコツは非日常。場所や時間、行動などがストレスフルな日常と離れているほうが効果的です。好きなもの、ワクワクするもの、没頭できるものを見つけて、思い切り楽しみましょう。

眼圧を下げて視神経を良好に保つ習慣を

毎日の心がけで目の健康を守ろう

毎日のちょっとした心がけで、目の健康を維持することができます。これまで、目に負担をかけるNG行動を紹介してきましたが、「やめることばかりでつらい」と思われた人も多いかもしれません。

そういった人におすすめなのが、これから紹介する「目の健康によい行動」です。これらは緑内障になった人だけでなく、緑内障を予防したい人や、眼精疲労を取りたいといった人にもおすすめの行動です。

まず、食事は目の健康と深い関係があります。各種のビタミンには、目の網膜や水晶体の機能を維持する働きがあり、どれも欠かせない栄養素です。またルテインやアントシアニンといった物質は、目の健康の維持に役立つと考えられており、意識してとりたい栄養成分です。

休息や運動は、心身の疲労回復を促し、血流を改善、体のさまざまな機能によい影響をもたらします。睡眠は目を休めるための大切な時間です。**眼圧が上がらないような寝姿勢を維持しつつ、質のよい睡眠がとれるように、寝室の環境を整え、入浴や軽いストレッチなどで体を自然な睡眠に導きましょう。**

激しい筋トレなどの運動は緑内障にはＮＧですが、適度な運動は糖尿病や肥満を予防し、悪玉コレステロールを低下させ、動脈硬化を予防する効果があり、網膜への血流改善にも役立ちます。また、ストレスを解消し、よりよい睡眠を促す効果も期待できます。スポーツジムに行くのが難しい人は、毎日の生活の中でできるだけ歩くようにしたり、家事などで体をこまめに動かすことを意識しましょう。１駅ぶん歩いたり、階段を使うだけでもかまいません。天気がいい日は散歩に出て、遠くの景色を眺めてリフレッシュするのもよいでしょう。

そうして、目にも体にもよい行動をできる範囲で習慣にし、目の健康維持、そして体の健康維持を心がけることが大切です。

始める習慣 OK!

紫外線をカットする

　紫外線は目を傷めますから、外出するときはＵＶカット機能つきのサングラスやコンタクトレンズを使いましょう。サングラスの色とＵＶカット機能は関係がないので、必ずＵＶカット機能があるものにし、色は好みで選んでください。紫外線カットには、日傘や、つばの広い帽子もおすすめです。窓ガラスを通って入り込む紫外線に対しては、紫外線を遮断するフィルムを貼る方法もあります。

　紫外線は夏だけでなく冬にも降り注いでいます。対策は通年で行いましょう。

持っておきたいアイテム

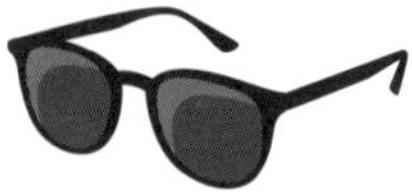

サングラス

UV カット機能つきサングラスをかける。色とUVカット機能は無関係。

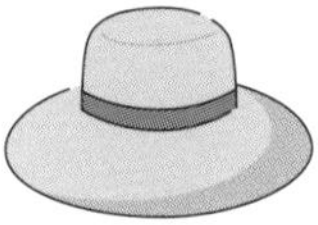

帽子

目が陰になるようにつばが広い帽子にする。UVカット機能の生地の帽子もある。

コンタクトレンズ

UV カット機能つきのレンズを使う。角膜炎や白内障の予防にも効果がある。

日傘

UV カット機能つきの日傘を使う。濃い色のほうが紫外線カット効果が高い。

始める習慣 OK!

PC作業中は1時間に1回休憩をとる

目を休める時間を作る

PC 作業中は１時間に１回、目を閉じて休める。眼圧の上昇を防ぐには、顔を上に向けて休むと効果的。

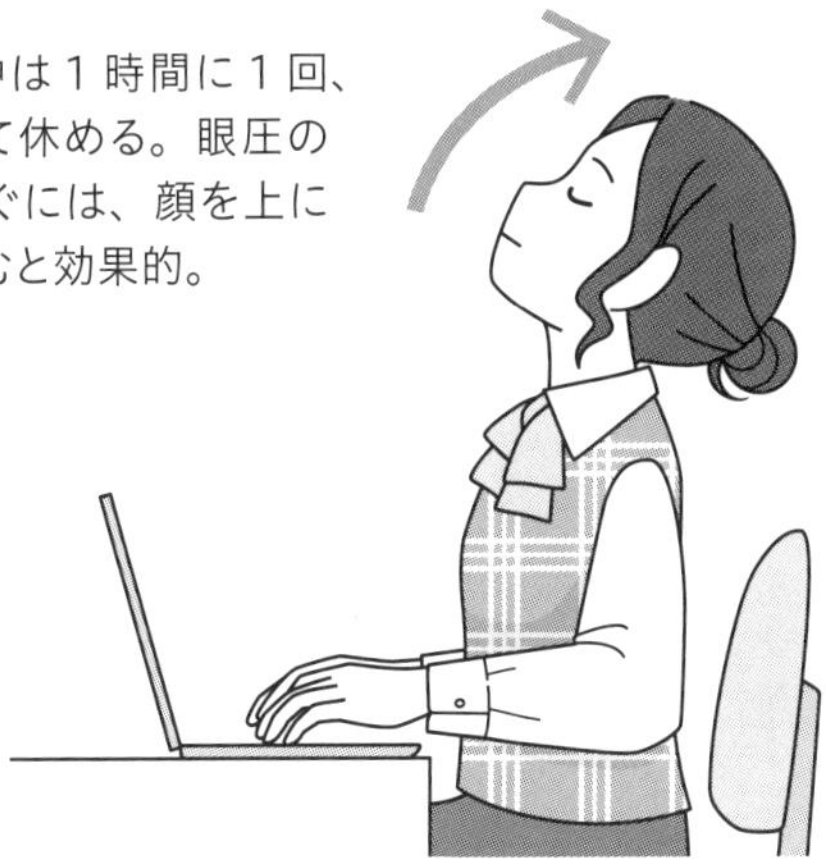

仕事や趣味でパソコンを使うと長時間使用になりがちです。同じ姿勢で同じ距離のモニターを見つめ続けるのは、肩こりや腰痛を引き起こすだけでなく目にもよくありません。

パソコンで作業をするときは、**少なくとも1時間に1回はモニターから目を離し、目を閉じて休憩しましょう。**窓からの景色を眺めて気分転換してもかまいません。室内でも部屋の遠い場所にあるものを見ると、こり固まった目の調節機能をリセットするのに役立ちます。

始める習慣

OK!

ブルーライトをカットする

最近、スマートフォンなどLEDをバックライトにしている機器から出るブルーライトが、体に悪影響を及ぼす可能性があると指摘されています。ブルーライトとは可視光線と紫外線の境目を挟んだ380～500nmの波長の青色光のことです。

実は、ブルーライトは太陽光にも含まれています。朝にこの光を浴びると体内リズムが整い、夜、よりよい眠りに導くメラトニンというホルモンの分泌が促されるので、ブルーライトは私たちの健康のために大切な光でもあります。**しかし、ブルーライトを長く浴び続けると、角膜や網膜が傷んでしまう可能性があるうえ、夜にスマートフォンなどを見続けてブルーライトを浴びてしまうと、体が朝だと勘違いし、体内リズムが崩れ、睡眠の質が低下してしまうと考えられています。**

スマートフォンやタブレットなどを多く使う人は、ブルーライトカット機能つきのメガネを使うのもよいでしょう。また、寝る前にベッドでスマートフォンを触るのは控えて、必要以上にブルーライトを浴びないよう注意しましょう。

始める習慣
OK!

ときどき深呼吸してリラックス

深呼吸で血流UP

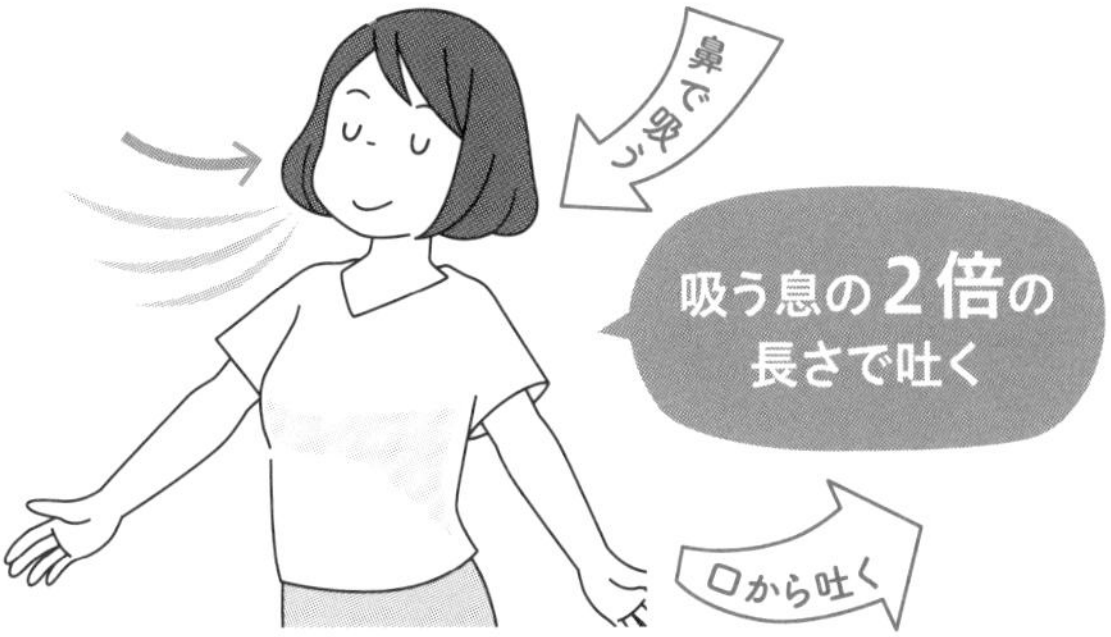
鼻で吸う
吸う息の2倍の長さで吐く
口から吐く

深呼吸にはリラックス効果がある。息を大きく吸い込んだら、1拍止め、今度は細く長く吐き出す。吸ったときの2倍の時間をかけて吐き出すのがコツ。

ストレスや緊張状態は呼吸を速く、浅くします。そういったときに深呼吸を繰り返すと、副交感神経が優位になり、心身の緊張が解けます。全身の血流が促進され、目にもよい効果をもたらします。

ソファなどにゆったりと座り、鼻から大きく息を吸い込んだら、ほんの少し間をおいてから、今度は口から細く長く、吸うときの2倍くらいの時間をかけて吐き出します。腹式呼吸を意識して、5分くらい続けましょう。徐々に体の力が抜けて、リラックスできるはずです。

始める習慣 OK!

枕は高すぎず、低すぎず

眼圧が上がりにくい枕の使い方

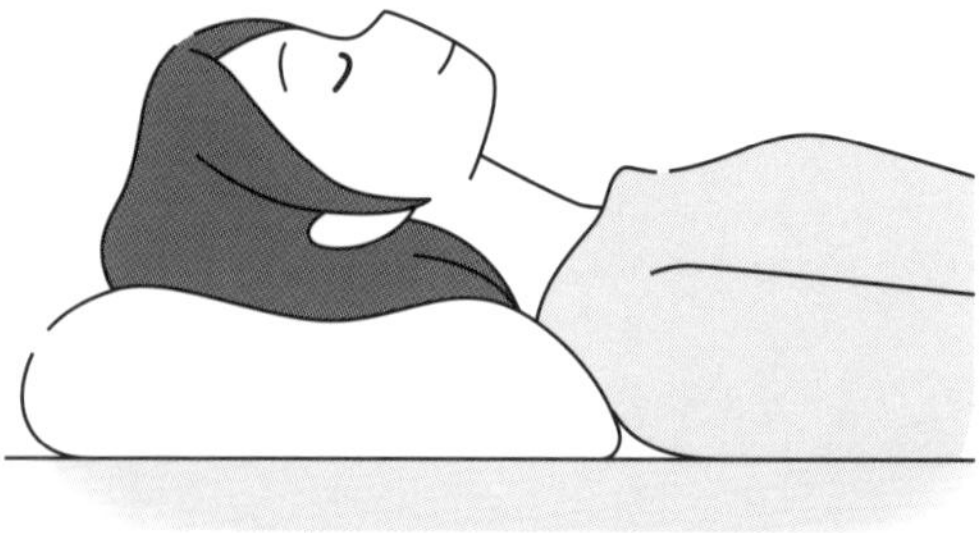

頭が少し高いほうが眼圧が上がりにくいが、枕が高すぎると首が曲がって不自然な寝姿勢になるので注意。

眼圧は、座った姿勢より寝た姿勢のほうが高くなります。頭が低くなるほど眼圧が上がりやすいので、睡眠中は頭を少し高くしておくと、眼圧に影響しない寝姿勢になります。ただし、枕が高すぎると、首が前に曲がってしまい、呼吸が苦しくなったり、首や肩に負担がかかったりします。**大きめの枕で、肩全体から上が少し高くなるようにすると効果的です。**また、高齢者で看護・介護用ベッドを使っている場合は、ほんの少し頭側を高くして寝るのもよいでしょう。

始める習慣 OK!

十分な睡眠時間と質のよい睡眠をとる

目の疲労回復には睡眠が効果的です。睡眠時間には個人差がありますが、一般に6～8時間は必要とされています。しかしもっと重要なのは睡眠の質です。質のよい睡眠とは、十分に疲労が回復する睡眠です。疲労回復には成長ホルモンが重要な役割を果たします。**成長ホルモンは睡眠中、特に夜10時頃から夜中の3時頃までの間に最も多く分泌されるので、この時間帯に睡眠をとるとよいと言われています。**ですので、遅くとも夜の12時には寝る習慣をつけましょう。

寝る直前にはコーヒーやお茶などカフェインを含む飲み物は飲まないようにしましょう。アルコールも睡眠を浅くしてしまうので寝酒はおすすめしません。入浴後、ストレッチや軽いマッサージをしてリラックスするほか、寝る少し前から部屋の照明を暗くしていき、室温を調節し、外の光が入らないようカーテンを閉めて睡眠環境を整えます。また、ヒーリングミュージックを流したり、眠りを誘うアロマを焚いたりするのもおすすめです。

始める習慣 OK!

ぬるめの半身浴で血流と睡眠の質をUP!

入浴して体を温めると全身の血行が促され、目の血流もよくなります。入浴にはリラックス効果や睡眠の質をよくする効果もありますから、特に慢性的にストレスや疲労感、肩こり、腰痛、疲れ目などがある人は、シャワーだけで済ませるのではなく、毎日の入浴を習慣にしましょう。

よりよい睡眠に導き、リラックス効果を得るためには、少しぬるめのお湯にゆっくり浸かるのがポイントです。湯温は38〜40度がよいとされています。 季節によって適温は変わりますが、じんわり汗ばむ温度に調節しましょう。湯が熱すぎると目が冴えてしまうので注意してください。給湯器の設定温度と実際の湯温に差がある場合もあるので、温度計で確認するとよいでしょう。

湯温が高く、浴室や脱衣場の室温が低いと、その温度差によって急激に血圧が上下して心血管系の病気が起こるヒートショックと呼ばれる状態を招くことがあります。**特に冬は入浴前に浴室と脱衣所も温めておきましょう。脱衣所などの室温は25**

睡眠の質がUPするお風呂の入り方

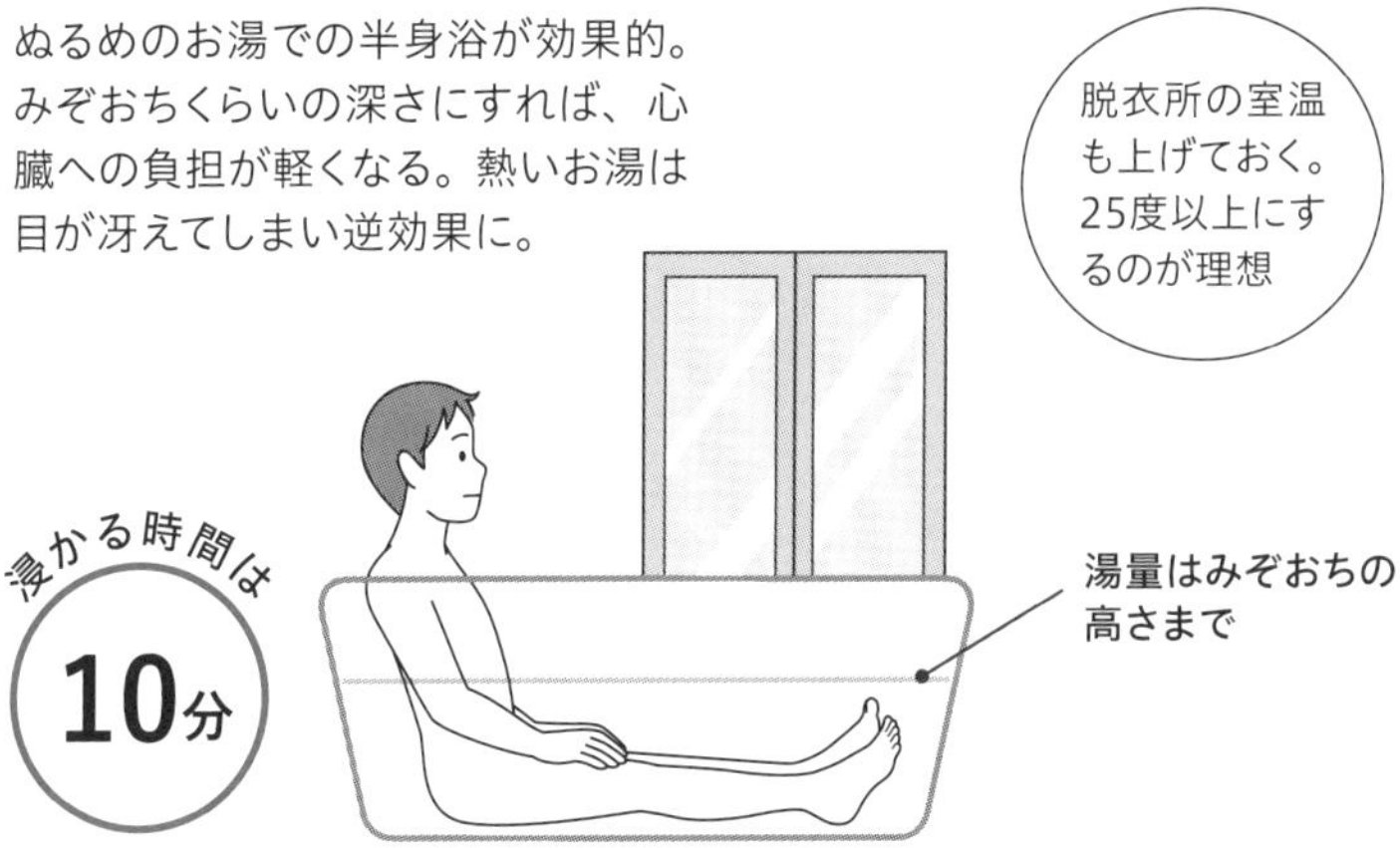
ぬるめのお湯での半身浴が効果的。みぞおちくらいの深さにすれば、心臓への負担が軽くなる。熱いお湯は目が冴えてしまい逆効果に。
脱衣所の室温も上げておく。25度以上にするのが理想
浸かる時間は
10分
湯量はみぞおちの高さまで

度以上が理想です。それが難しい場合も、できるだけ温度差が小さくなるようにしてください。

中高年の人におすすめなのは、血圧変動や心臓への負担が少ない半身浴です。みぞおちくらいの深さのお湯に10分程度ゆっくり浸かれば、体の芯から温まり、うっすら汗をかいてきます。入浴中に汗をかいた分の水分補給もできるように、浴室に水などを用意しておきましょう。

夏は特に、入浴中に汗をかいていることに気づかず熱中症になる人もいるので、長湯はしないようにしてください。

始める習慣

OK!

緑黄色野菜の抗酸化成分で目を元気に

体の細胞を酸化させ、老化を進める物質に活性酸素があります。活性酸素は取り込んだ酸素が活性化したものです。ウイルスや細菌を撃退する免疫機能などを担い、体にとっては必要な物質です。しかし増えすぎると、老化が進みます。活性酸素は、紫外線や喫煙、激しい運動などで多く発生しますが、過剰に増えると、ある種の栄養成分が打ち消してくれます。**その働きを抗酸化作用と言い、抗酸化作用の高い栄養成分は、特に緑黄色野菜などに多く含まれています。**

にんじんやブロッコリーなどに多いβカロテンは、体内に入るとビタミンAに変わります。抗酸化作用があるほか、目の粘膜を保護し、網膜の色素として重要な役割を果たします。トマトに多く含まれるリコピンは、βカロテンより強い抗酸化作用を持ちます。ほうれん草やブロッコリーなどに含まれるルテインや、鮭やカニなどに多いアスタキサンチンも強力な抗酸化物質です。また、ビタミンCやEも抗酸化作用を持っていて、まとめて「ビタミンエース（ACE）」とも呼ばれています。

抗酸化成分は活性酸素を打ち消す

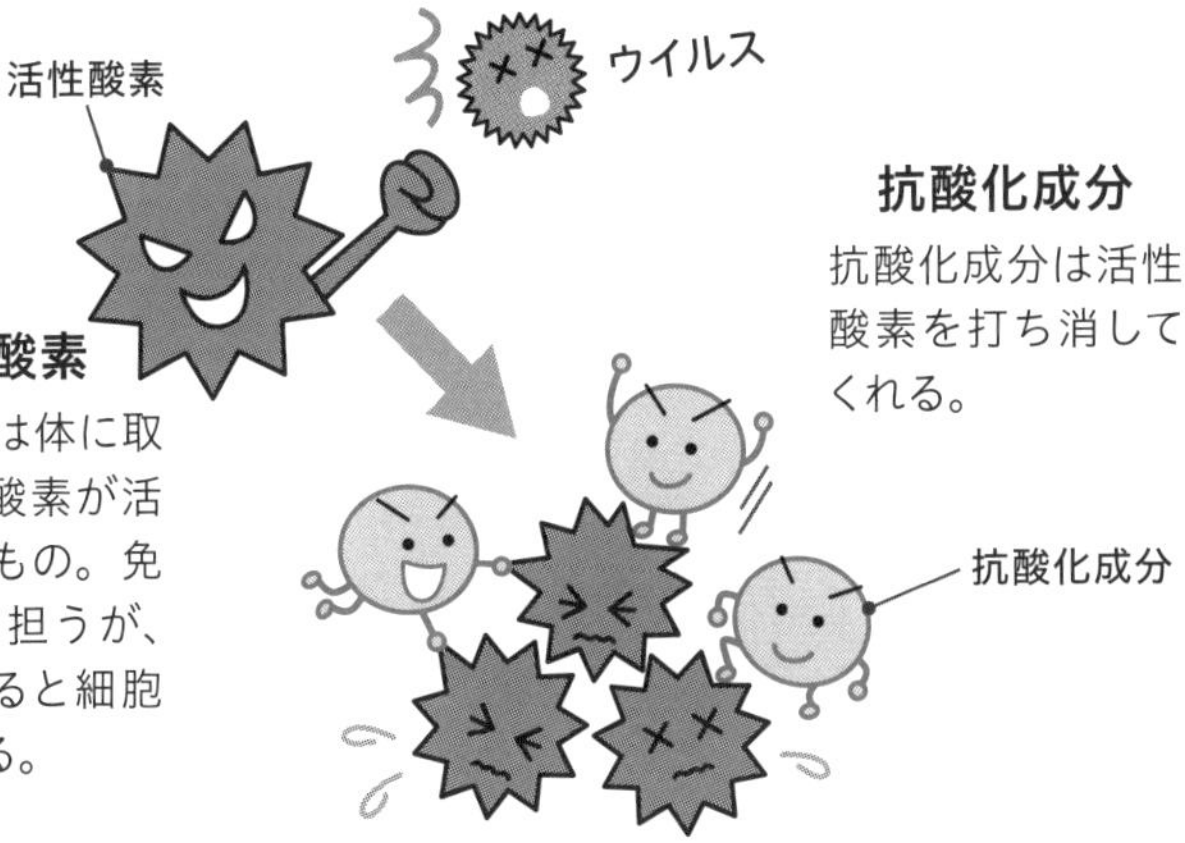

活性酸素

活性酸素は体に取り込んだ酸素が活性化したもの。免疫機能を担うが、増えすぎると細胞を傷つける。

抗酸化成分

抗酸化成分は活性酸素を打ち消してくれる。

抗酸化成分を多く含む食べ物

成分	主な食べ物	作用など
βカロテン	にんじん、ブロッコリー、カボチャ、ニラ、春菊	抗酸化作用、皮膚・粘膜の保護、視細胞で光を感知する成分の生成など
リコピン	トマト、にんじん、スイカ	強力な抗酸化作用を持つ
アスタキサンチン	鮭、イクラ、カニ、エビ	強力な抗酸化作用。ルテインとあわせるとより効果的
ビタミンA（P.120参照）、ビタミンC（P.124参照）、ビタミンE（P.126参照）	P.120〜126参照	抗酸化作用を持ち、ビタミンエースとも呼ばれる

抗酸化作用が強い成分は緑黄色野菜に多く含まれている。野菜は１日に350g以上、そのうち1/3以上は緑黄色野菜でとることが推奨されている。

始める習慣 OK!

ビタミンAで角膜・網膜の新陳代謝を促進

ビタミンAを1日1400μg以上摂取する人は、800μg未満の人よりも緑内障発症リスクが少ないという報告があります。ビタミンAは、目の粘膜や角膜・網膜の新陳代謝を活発にし、角膜の透明度を保ちます。また、網膜の視細胞が光を感知するのに必要な物質の成分なので、不足すると夜盲症になることもあります。暗いところでも目が慣れて見えてくることを暗順応と言いますが、ビタミンAが不足すると暗順応が難しくなり、暗いところではよく見えなくなります。

緑黄色野菜に含まれるβカロテンは、摂取すると体内でビタミンAに変わります。**また、ビタミンAは、うなぎやレバー、チーズ、卵黄などの動物性の食品からも摂取できます。**脂に溶けやすいので、油を使う炒め物や揚げ物にすると吸収率がアップします。一方で、水に溶けないため、体内で余った分を尿にして捨てられず、体に溜まって過剰症を起こすことがあります。ふだんの食事で過剰症になる心配はほぼありませんが、サプリメントなどでとる場合は用量を守りましょう。

ビタミンAが持つうれしい効果

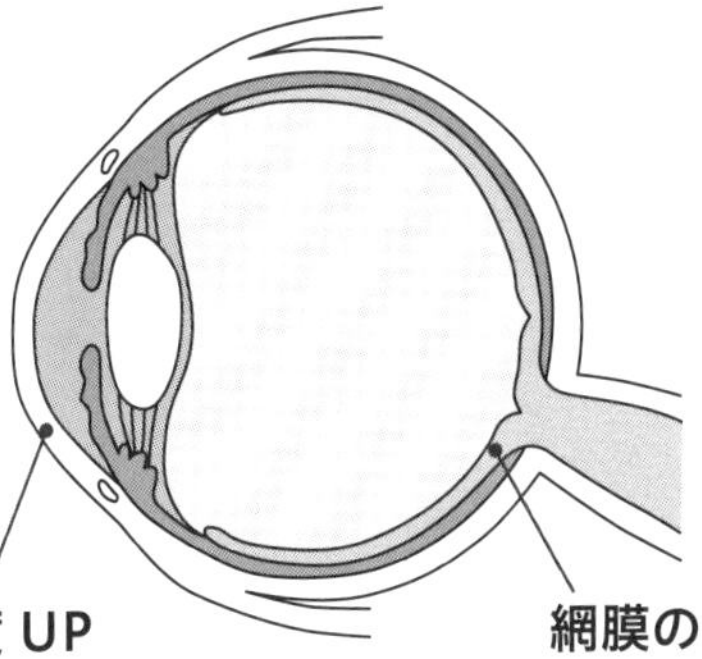

角膜の透明度UP

ビタミンAには、角膜上皮細胞に作用して角膜を修復する働きがある。

網膜の代謝UP

網膜の新陳代謝を活発にし、視細胞が光を感知するのに必要なロドプシンの成分に。

ビタミンA（レチノール活性当量）を多く含む食べ物

食べ物	含有量（100gあたり）
うなぎ（養殖）	2400μg
豚レバー（肝臓）	13000μg
鶏レバー（肝臓）	14000μg
プロセスチーズ	260μg
バター（食塩不使用）	800μg
卵黄	690μg
にんじん	720μg
春菊	380μg
ほうれん草	450μg
モロヘイヤ	840μg

ビタミンAは、皮膚や粘膜の細胞の新陳代謝を活発にする。脂溶性ビタミンで、脂といっしょにとると吸収がよい。サプリメントなどでとりすぎると過剰症を起こすことがある。

脂を使うと吸収率UP

出典：『食品成分表2023（八訂）』

始める習慣

OK!

ビタミンB群で疲れ目を改善し、視力を回復

ビタミンBにはB1、B2、B6、B12などがあり、まとめてビタミンB群と呼ばれています。水に溶けやすいので、多くとっても余った分は尿として排出されます。

ビタミンB1は糖類の代謝に必要で、疲労回復に役立ち、神経の働きを調整します。豚肉や玄米、豆類に多く含まれています。**ビタミンB2は脂質やアミノ酸の代謝に関わり、皮膚や粘膜を保護する働きがあります。**目の充血を防ぎ、視力回復にも効果があるほか、**ビタミンB2を1日2㎎以上摂取する人は、1㎎未満の人よりも緑内障発症リスクが少ないとも言われています。**レバーや卵、アーモンドなどに多く含まれます。ビタミンB6はアミノ酸の代謝や神経伝達物質の生成に関わり、眼精疲労を防ぐ働きもあります。豚肉、鶏胸肉、マグロやサンマに多く含まれています。ビタミンB12は血液を作る造血機能に関わっているビタミンです。不足すると角膜や結膜に炎症が起こることがあります。マイワシや鶏レバー、牡蠣やしじみなどに多く含まれます。

ビタミンＢ群は目に欠かせない栄養素

ビタミン B_1　神経の働きを調整！

不足すると食欲不振や疲労感、脚気や神経炎などを起こす。

食べ物	含有量(100gあたり)
豚ヒレ肉	1.32mg
玄米	0.16mg
落花生	0.85mg

ビタミン B_2　目の充血を防ぐ！

不足すると口内炎、口角炎、脂漏性皮膚炎、角膜炎などを起こす。

食べ物	含有量(100gあたり)
豚レバー(肝臓)	3.6mg
全卵	0.37mg
アーモンド	1.06mg

ビタミン B_6　眼精疲労を防ぐ！

不足すると皮膚炎、口角炎、貧血、うつ状態などを起こす。

食べ物	含有量(100gあたり)
鶏胸肉	0.64mg
豚ヒレ肉	0.54mg
マグロ赤身	1.08mg

ビタミン B_{12}　造血や核酸の合成に関わる！

不足すると巨赤芽球性貧血や末梢神経障害などが起こる。

食べ物	含有量(100gあたり)
マイワシ	16.0μg
鶏レバー(肝臓)	44.0μg
しじみ	68.0μg

出典：『食品成分表2023(八訂)』

始める習慣

OK!

ビタミンCで水晶体の濁りを予防

ビタミンCは抗酸化作用を持つビタミンで、コラーゲンの合成や鉄の吸収促進にも関わっています。水に溶けやすく、摂取するとそのときに使わない分は尿として排出されます。そのため過剰症が起こる心配はほとんどありませんが、食事のたびにこまめにとる必要があります。**ビタミンCには、水晶体の老化を防ぐ効果があります。水晶体は加齢とともに酸化し、たんぱく質が変性して硬くなって濁ってきますが、抗酸化物質であるビタミンCが、酸化を食い止め、水晶体の透明度を維持してくれるのです。**濁ってしまった水晶体を透明に戻すことはできませんが、濁るスピードを遅くすることはできると考えられています。

コラーゲンは皮膚や粘膜、血管の構成成分で、この合成にはビタミンCが必要です。**したがってビタミンCは、目の粘膜を健康に保つためにも必要と言えます。**ビタミンCは野菜全般、柑橘類、イチゴなどに多く含まれます。ゆでるとゆで汁に溶け出てしまうので、生で食べるか電子レンジでの加熱、炒め物がおすすめです。

ビタミンCの持つうれしい効果

粘膜を健康にする

ビタミンＣは皮膚や粘膜のコラーゲンの合成に必要で、目の粘膜の新陳代謝も助ける。

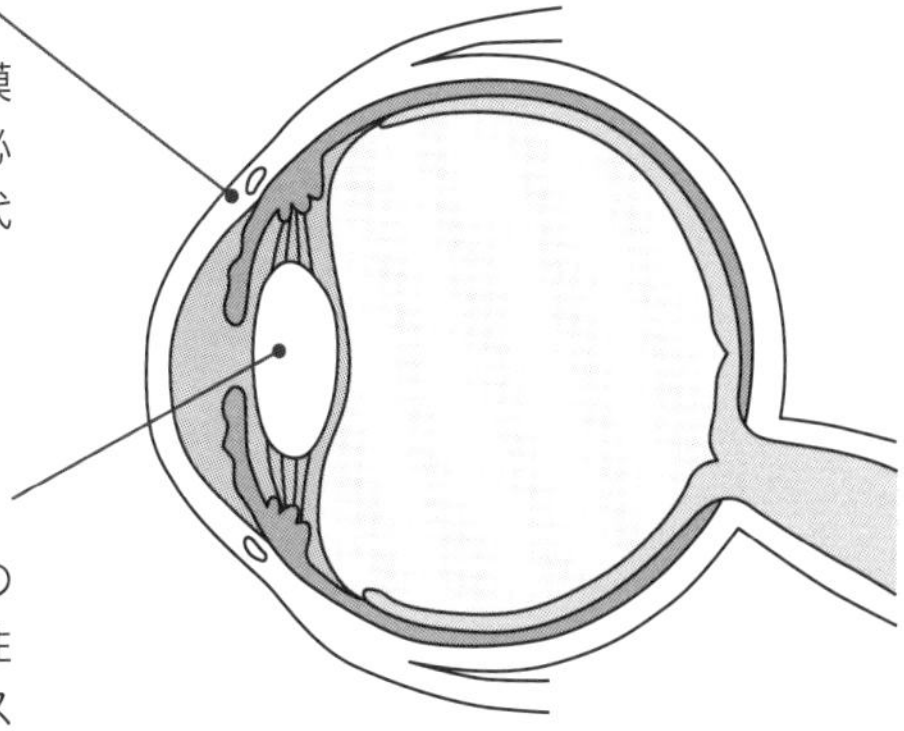

水晶体の老化を防ぐ

抗酸化作用で、水晶体の酸化とたんぱく質の変性を防いで水晶体が濁るスピードを抑える。

ビタミンＣを多く含む食べ物

食べ物	含有量（100ｇあたり）
レモン	100mg
キウイフルーツ（黄肉種）	140mg
イチゴ	62mg
赤ピーマン	170mg
ブロッコリー	140mg
芽キャベツ	160mg
キャベツ	41mg
菜の花	110mg
じゃがいも	28mg
牛レバー（肝臓）	30mg

ビタミンＣは水溶性で、過剰症になることはあまりない。一方、使われなかった分は尿として排出されてしまうので、毎食、こまめにとることが大切。

出典：『食品成分表2023（八訂）』

始める習慣

OK!

ビタミンEで疲れ目を解消

ビタミンEは抗酸化作用が強く、若返りのビタミンとも呼ばれ、老化を加速する活性酸素を打ち消して、老化のスピードを抑えてくれます。したがって加齢や酸化で悪化する目の病気に対しても、進行を遅らせる効果が期待できます。また、末梢の血管を拡張する作用があるので、目の毛細血管を広げて血行を促進し、疲れ目も改善してくれます。

ビタミンEは脂に溶けやすいビタミンですが、体に蓄積しにくく、普通の食事の範囲では過剰症が起こることはありません。ただしサプリメントなどでとる場合は、とりすぎに注意しましょう。うなぎ、ニジマス、アーモンドやピーナッツ、ひまわり油やオリーブオイル、アボカド、卵黄などに多く含まれていて、アーモンドなら、15～20粒くらい食べるだけで、1日の必要量をとることができます。

脂溶性ビタミンですから、脂質といっしょにとれるような料理がおすすめです。光に弱いので、ナッツなどを保存するときは遮光するか暗いところに置きましょう。

ビタミンＥの持つうれしい効果

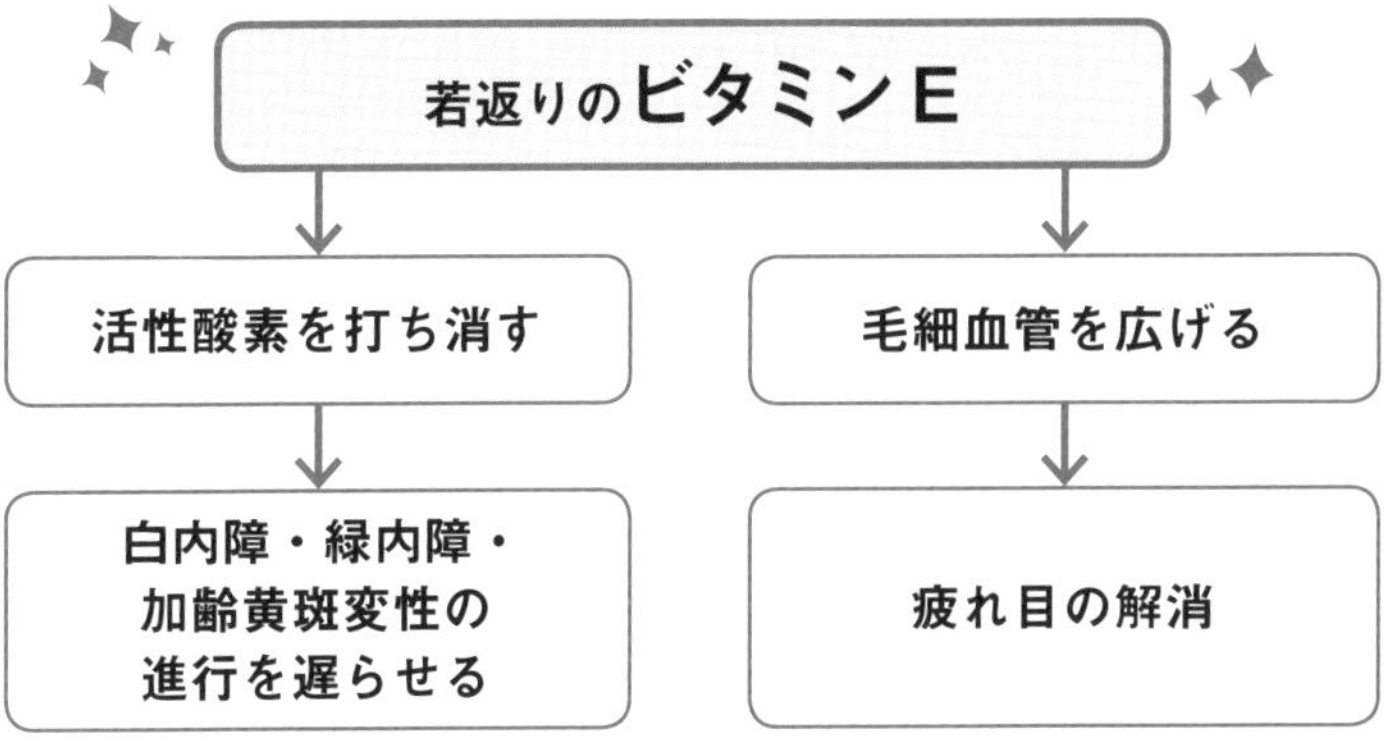

ビタミンＥは抗酸化作用が強く、若返りのビタミンとも呼ばれる。目に対しても老化を抑え、目の血管を広げて疲れ目を改善する効果がある。

ビタミンＥを多く含む食べ物

食べ物	含有量（100gあたり）
うなぎ（養殖）	7.4mg
ニジマス	5.5mg
卵黄	4.5mg
アーモンド	30.0mg
ピーナッツ	11.0mg
ひまわり油	39.0mg
オリーブオイル	7.4mg
アボカド	3.3mg
小麦胚芽	28.0mg
調整豆乳	2.2mg

ビタミンＥは脂溶性ビタミンだが、体に蓄積しにくく過剰症は起きにくい。ただしサプリメントなどでとる場合は用量を守ることが大切。１日の摂取目安量は成人で6～7mg。

脂質といっしょにとろう

出典：『食品成分表2023（八訂）』

始める習慣 OK!

亜鉛はビタミンとともに酸化を防ぐ

亜鉛は体で働く多くの酵素の成分になっていて、たんぱく質やDNAの合成に欠かせない物質です。また、骨の形成や免疫機能、味覚を伝える機能にも必要です。目に関しては、加齢黄斑変性の患者さんは亜鉛の血清濃度が低い傾向があることがわかっています。アメリカの疫学調査では、加齢黄斑変性の前段階の人に亜鉛とビタミンA・C・Eの抗酸化ビタミンをいっしょにとってもらったところ、加齢黄斑変性の発症を抑えることができたという報告もあります。

普通の食生活で亜鉛が不足することはほとんどありません。ただし、アルコールを分解するときに使われるので、お酒をよく飲む人は不足することがあります。亜鉛不足は味覚障害や成長障害、皮膚炎などを引き起こします。とりすぎると銅や鉄の吸収障害や貧血などが起こることがあるので、サプリメントでとる場合は注意しましょう。牡蠣、うなぎのきも、豚レバー、鰹節、カニ、牛肉（赤身）など動物性の食品に多く含まれており、特に油漬けの缶詰の牡蠣はおすすめです。

加齢黄斑変性の人は血清亜鉛濃度が低い

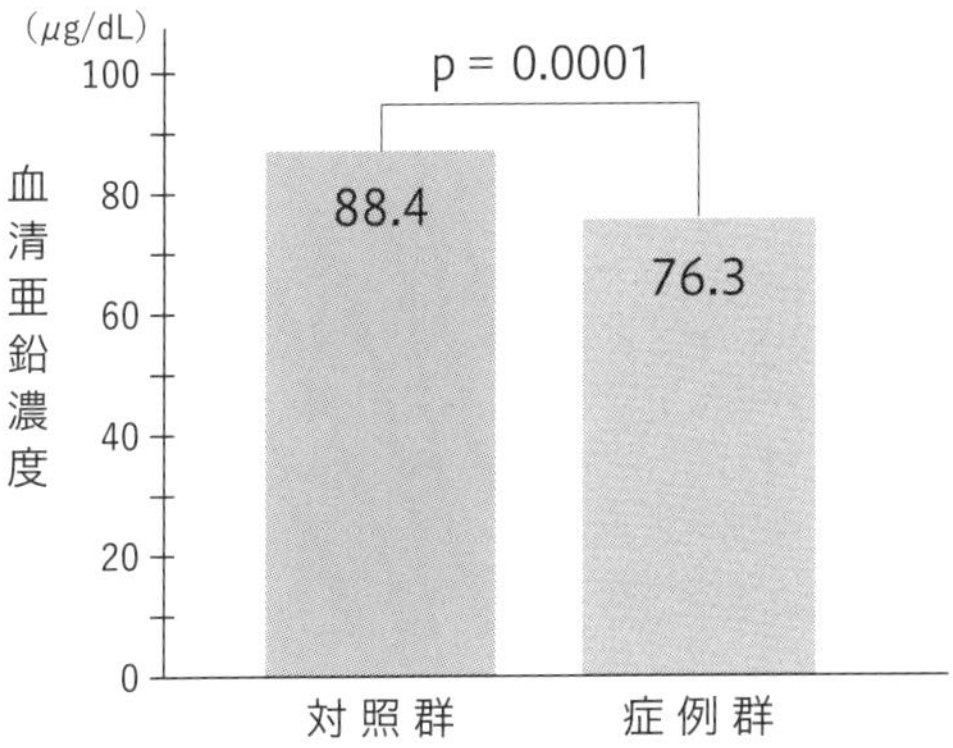

滲出型加齢黄斑変性の男女35人（症例群、55〜67歳）と健康な男女66人（対照群、55〜67歳）の血清の亜鉛濃度を測定した結果、症例群では血清亜鉛濃度が低かった。

出典：ノーベルファーマ株式会社
「加齢黄斑変性における血清亜鉛濃度測定の意義」

亜鉛を多く含む食べ物

食べ物	含有量（100gあたり）
牡蠣（油漬け缶詰）	25.0mg
うなぎ（きも）	2.7mg
豚レバー（肝臓）	6.9mg
鰹節	2.8mg
たらばがに（缶詰）	6.3mg
牛もも肉	4.8mg
納豆	1.9mg
カシューナッツ	5.4mg

亜鉛はインスタント食品ばかり食べるような極端な偏食でない限り不足しない。ただし、お酒をよく飲む人は不足することもあるため、つまみとして表の食品を使った料理を選ぶとよい。

出典：『食品成分表2023（八訂）』

始める習慣

OK!

青魚で血液の流れをスムーズに

青魚に多いオメガ3脂肪酸には、全身の血流を改善し、動脈硬化を防ぎ、認知機能を改善するなどの効果があると考えられています。脂肪酸とは脂質を構成する成分で、さまざまな種類があります。そしてオメガ3とは、脂肪酸の分子構造上の特徴のこと。オメガ3脂肪酸には、EPA（エイコサペンタエン酸）やDHA（ドコサヘキサエン酸）といった物質があります。EPAやDHAは、血中の中性脂肪や悪玉コレステロールを減らす効果があると言われています。**その結果、血管や全身の血流をよい状態に保つので、目に対しても血流を促進して網膜の細胞の再生を助け、異常な新生血管の発生を抑える効果が期待できます。また、DHAは網膜の細胞や視神経に多く含まれているので、目の健康には欠かせません。**オメガ3脂肪酸は、マグロ、サバ、イワシなどの青魚に多く含まれます。脂肪酸なので、魚の脂質に含まれますから、マグロなら赤身より中トロやトロのほうが効果的に摂取できます。刺身や煮付けなどで食べるのがおすすめです。

オメガ3脂肪酸（DHA）は網膜に多く含まれる

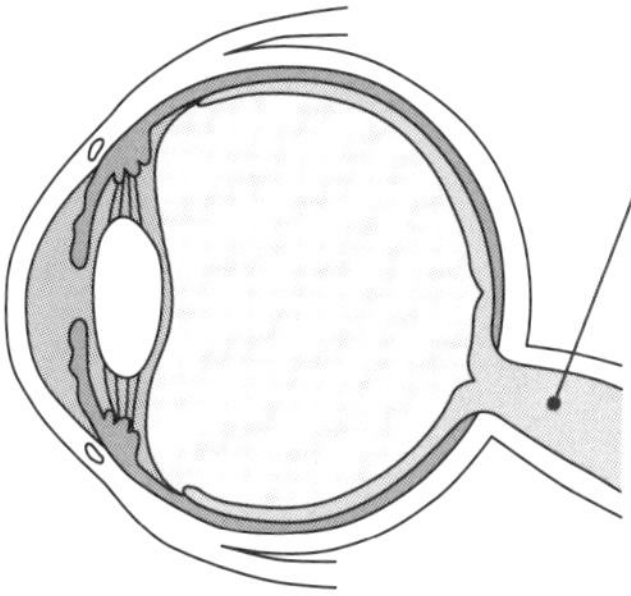

オメガ3脂肪酸のうち特にDHAは網膜や視神経に含まれる成分として重要。

網膜・視神経にDHAが含まれる
↓
摂取すると組織が活性化
↓
加齢黄斑変性の発症を抑える

オメガ3脂肪酸を多く含む食べ物

EPAの含有量が高い食べ物

食べ物	含有量（100gあたり）
マイワシ	780mg
本マグロ（脂身）	1400mg
サバ	690mg
マダイ	300mg
ブリ	940mg

DHAの含有量が高い食べ物

食べ物	含有量（100gあたり）
本マグロ（脂身）	3200mg
マダイ	610mg
ブリ	1700mg
マサバ	970mg
サンマ	2200mg

出典：『食品成分表2023（八訂）』

オメガ3脂肪酸は体内で合成できない脂肪酸で、α-リノレン酸、EPA、DHAがある。特にEPAとDHAは目の健康に重要。

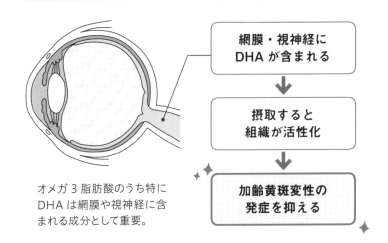

始める習慣

OK!

ルテインとアントシアニンで目を守る

ルテインは、植物が合成する色素で、人間では目の黄斑部や水晶体にたくさん含まれています。黄斑部で一部の光を吸収して目を守り、抗酸化作用で目の老化を防いでいます。ルテインをとると加齢黄斑変性や白内障などの予防に効果的とするデータもありますが、必ずしも明確ではありません。とはいえ、目を守るという意味で、ルテインを積極的にとることはよいことです。ルテインはほうれん草やケールに多く含まれます。ただしほうれん草は、食べ方によっては尿管結石の要因になることがあるので、過去に尿管結石を患ったことがある人は注意しましょう。

また、アントシアニンという色素も目によいと言われています。アントシアニンには強い抗酸化作用があり、細胞の酸化・老化を抑えてくれます。**目の血流をよい状態に保ち、眼精疲労を予防し、網膜で光の情報を脳に伝えるロドプシンという物質の再合成を高めます。**アントシアニンはブルーベリーやビルベリー、赤ワインなどに多く含まれています。

ルテイン＆アントシアニンのうれしい効果

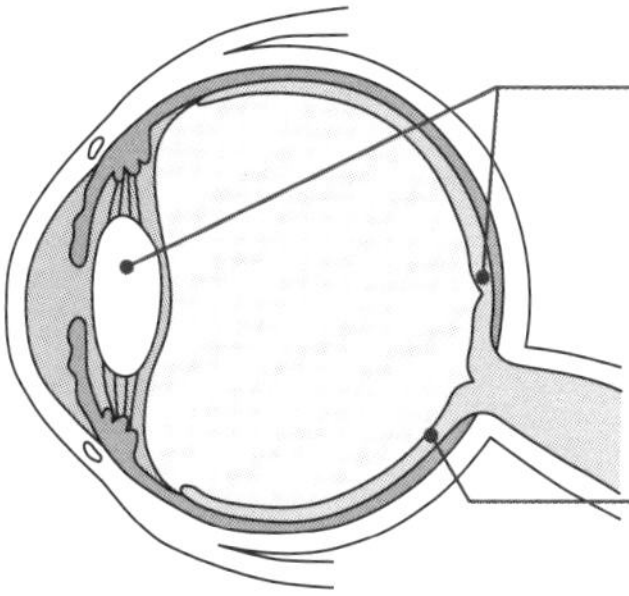

ルテイン

目を守る効果が期待できる

黄斑部や水晶体に含まれる色素。一部の光を吸収し、抗酸化作用で目を守る。

アントシアニン

ロドプシンの再合成を高める

網膜で光の情報を脳に伝達するときに必要なロドプシンの再合成を促す。

ルテインとアントシアニンを多く含む食べ物

ルテインを多く含む食べ物

食べ物	含有量（100gあたり）
ほうれん草	4.51mg
ケール	21.9mg
コマツナ	7.59mg
モロヘイヤ	13.63mg
乾燥プルーン	0.472mg

アントシアニンを含む食べ物

食べ物
ブルーベリー
ビルベリー
カシス
赤キャベツ

出典：Quantitation of Carotenoids in Commonly Consumed Vegetables in Japan
Quantitation of Carotenoids in Raw and Processed Fruits in Japan

ルテインはほうれん草などに、アントシアニンはブルーベリーなど紫色の果物や野菜に多い。

始める習慣 OK!

悪玉コレステロールを下げる

コレステロールは健康に悪いと思われがちですが、それは誤解です。**コレステロールは脂質の仲間で、人体では細胞膜や一部のホルモンの材料になるなど、必要不可欠な物質です。**ただし増えすぎると血管の壁に溜まって動脈硬化を起こし、心臓病や脳卒中などを引き起こしますし、目の血管に起これば、網膜などが傷んでしまいます。問題なのは悪玉コレステロールです。悪玉コレステロールは、LDLという脂質を全身に運ぶ物質の中のコレステロールです。食べすぎや運動不足でLDLが増えると動脈硬化が進むため、悪玉と呼ばれます。一方でコレステロールを全身から回収するHDLという物質の中のコレステロールは、善玉コレステロールと呼ばれます。HDLを増やすには、適度な運動が一番有効です。

コレステロールは水晶体にも含まれていて、これが増えるとたんぱく質とくっついて老廃物として溜まり、水晶体が濁ってしまうとする報告もあります。コレステロール値が高い人は、コレステロールを含む脂質を食べすぎないようにしましょう。

減らしたいのは悪玉コレステロール

コレステロール

悪玉

↓ 増えると……

水晶体が濁る可能性がある

善玉

↓

血管壁のコレステロールを取り除く

動脈硬化などを引き起こすLDLという物質の中にあるコレステロールは悪玉と呼ばれる。

脂質の多い食べ物を減らそう

減らしたい食べ物

- 卵
- すじこ
- レバー
- あんきも

実は血中のコレステロールは多くが体内で合成したもの。とはいえコレステロールが多い食品のとりすぎは控えて。

食事のコツ

- 揚げ物は控えめに
- 野菜・食物繊維を豊富に
- 肉の脂身は控えめ、魚を多く
- 油は動物性より植物性がよい

不飽和脂肪酸が多い魚は悪玉コレステロールを下げるのに効果的。肉は飽和脂肪酸が多いので、脂身を控えめにするとよい。

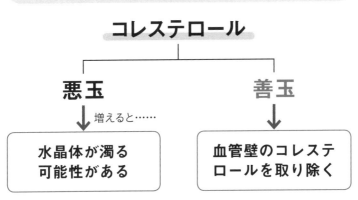

始める習慣 OK!

1回30分の有酸素運動で血流促進

適度な有酸素運動には、眼圧を下げたり、緑内障の進行を抑えたりする効果があるというデータがあります。ランニング、ジョギング、ウォーキングの順番で、眼圧下降効果が高かったと言われているほか、エアロビクスを12週間行った場合、眼圧が平均4・6㎜Hgも下降したという報告もあります。

前述したように（P．105参照）、激しい運動や一瞬息を止める筋トレなどは眼圧を上げる可能性がありますから、ウォーキングやエアロビクス、水泳などの有酸素運動を行いましょう。ウォーキングは、歩幅を大きく、元気よく腕を振って歩きます。ぶらぶら歩きではなく、軽く汗ばむくらいのペースで歩くと効果的です。

水泳は全力で泳ぐのではなく、ゆっくりと自分のペースで、少し息が弾むくらいのペースで行いましょう。

運動は1回30分くらい行うとよいでしょう。自分の体力に合わせて無理なく行うのが続けるコツです。

有酸素運動は眼圧を下げる

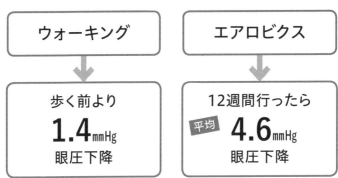

ウォーキング	エアロビクス
↓	↓
歩く前より 1.4mmHg 眼圧下降	12週間行ったら 平均 4.6mmHg 眼圧下降

※『Journal of Glaucoma（2012）』の報告による

ウォーキングは早めの歩行で 1000m 実施。それぞれ有酸素運動後に眼圧が下がっていた。

ウォーキングのコツ

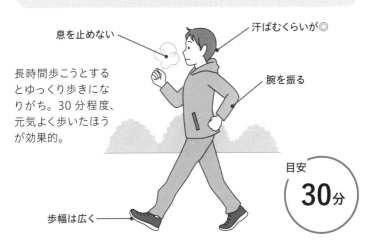

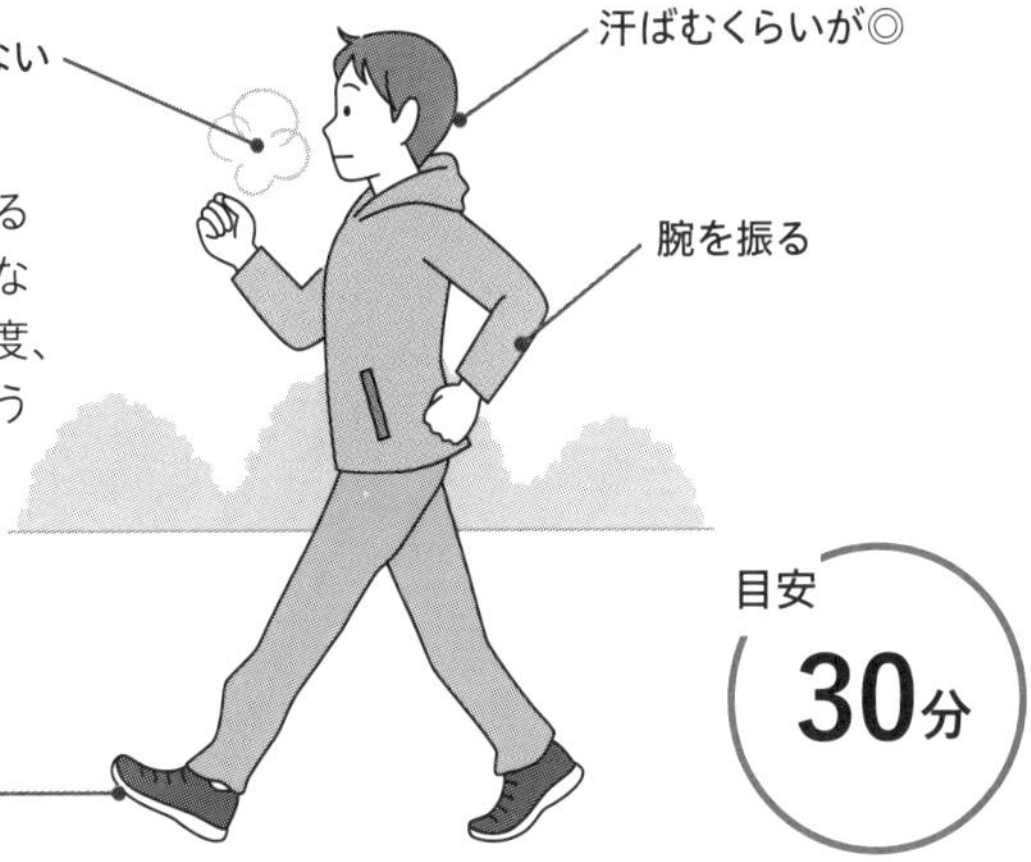

長時間歩こうとするとゆっくり歩きになりがち。30 分程度、元気よく歩いたほうが効果的。

始める習慣 OK!

ストレッチで全身のこりをほぐす

ずっと座ってデスクワークをしていると、目が疲れるだけでなく、首や肩がこってきて、血流が悪くなり、痛みを感じることもあります。そこで仕事や勉強の合間に全身のストレッチをして、血行を促進し、目に栄養と酸素を届けましょう。

首すじと上腕のストレッチは、肩から上の血流を促し、疲れ目にも効果があります。座ったままでもできますから、いつでも何度でも行いましょう。

ふくらはぎは第二の心臓とも呼ばれています。筋肉を動かすとそれがポンプの役割をして、足から血液を心臓のほうに戻してくれるからです。座ったまま足首の曲げ伸ばしをしたり、立った姿勢で爪先立ちをして、かかとを下ろすという動作を繰り返したりすると、ふくらはぎのポンプが効果的に働きます。また、ふくらはぎの筋肉をやわらかく保つため、ストレッチを行うことも大切です。

ストレッチをするときは、ゆったりとした呼吸を続けながら、20秒以上かけて筋肉を伸ばします。痛みが出ない範囲で行いましょう。

血行改善！

ふくらはぎのストレッチ

目安
20秒

【やり方】

足を前後に開き、上半身を少し前傾させ、後ろ足のかかとを床に押し付けて20秒キープ。膝は軽く曲がってもOK。反対側も行う。

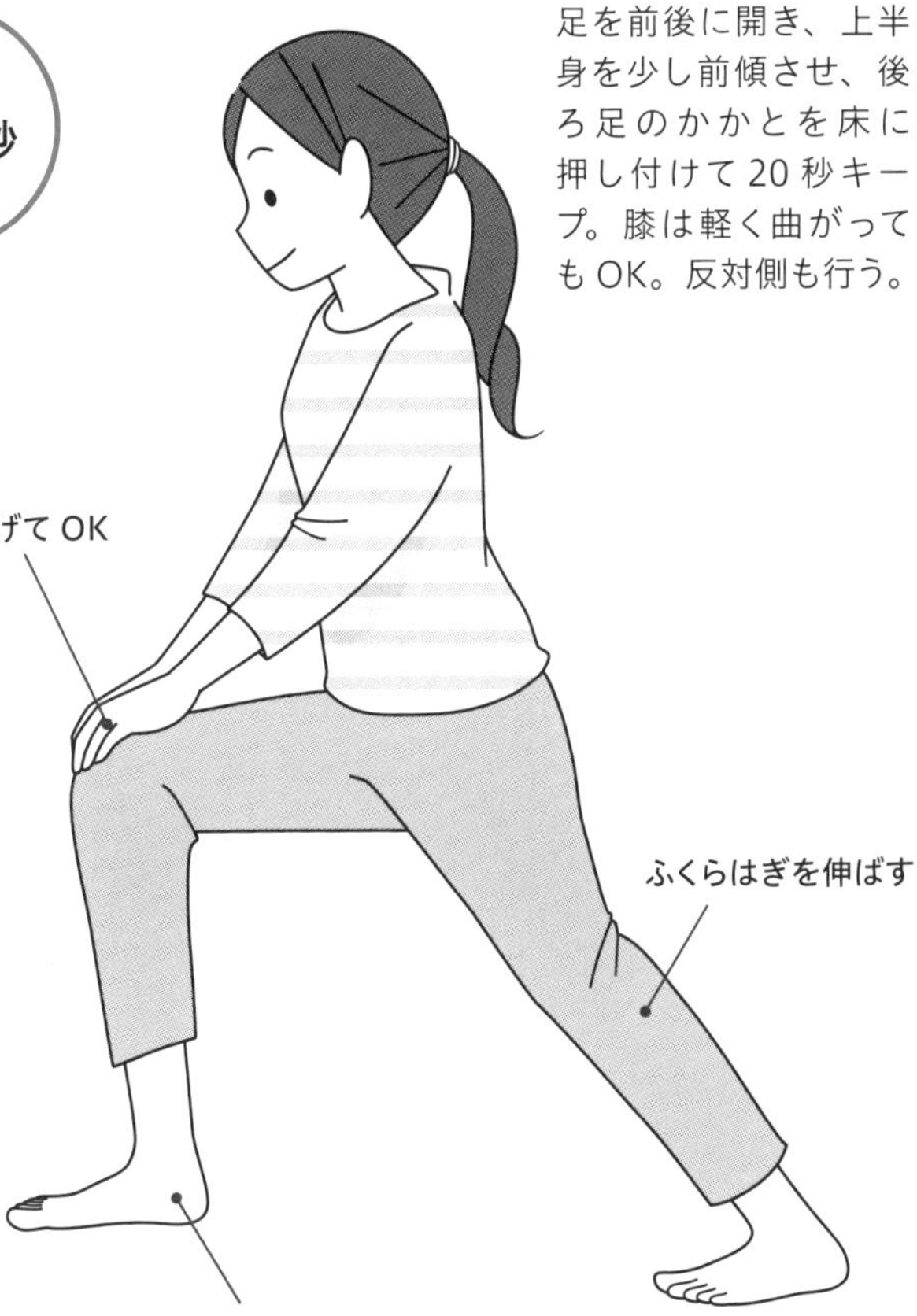
軽く曲げてOK
ふくらはぎを伸ばす
かかとが膝より前に出ないように

血行改善！

首のストレッチ

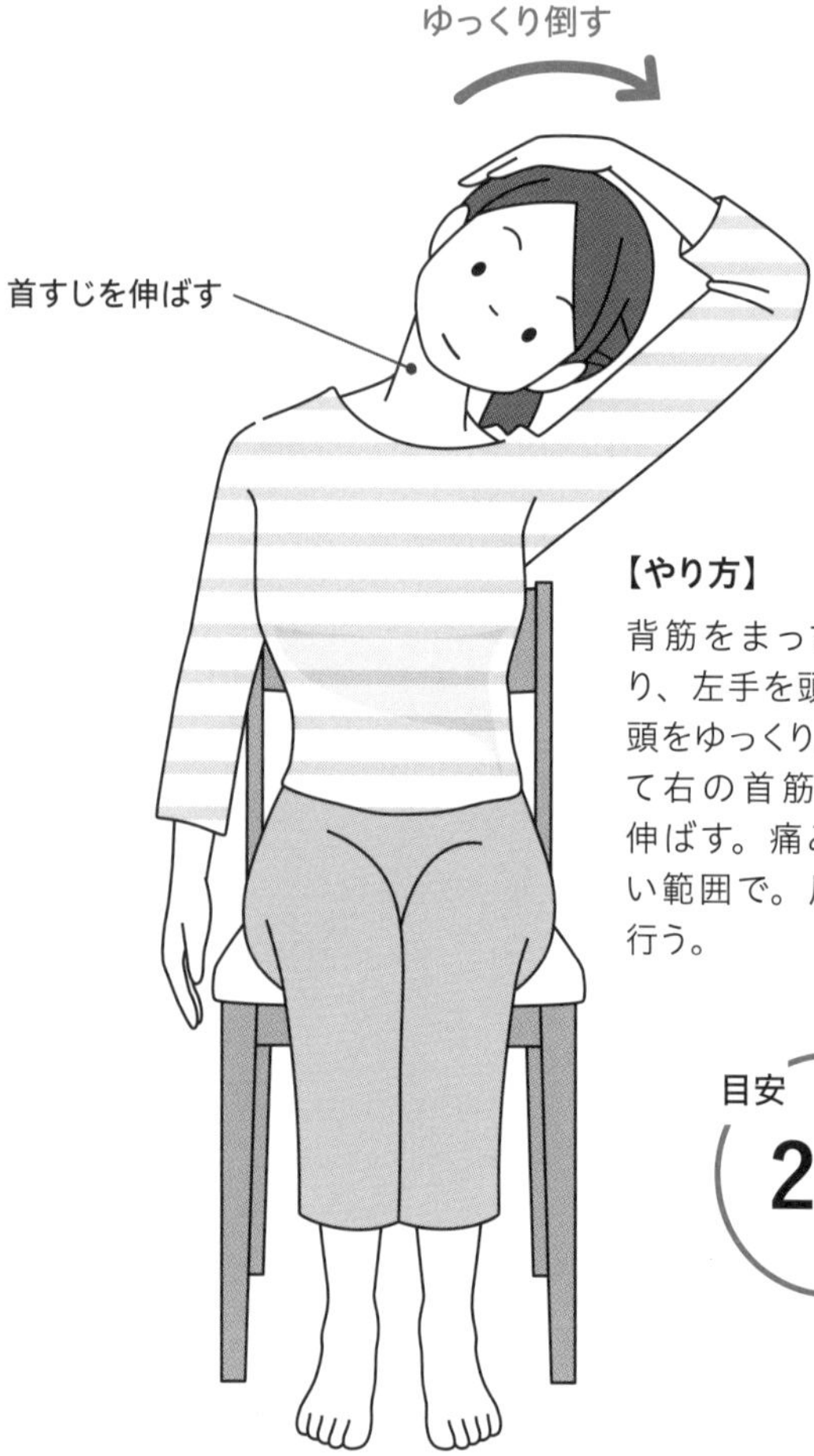

【やり方】

背筋をまっすぐに座り、左手を頭に乗せ、頭をゆっくり左に倒して右の首筋を20秒伸ばす。痛みが出ない範囲で。反対側も行う。

目安

20秒

血行改善！

上腕のストレッチ

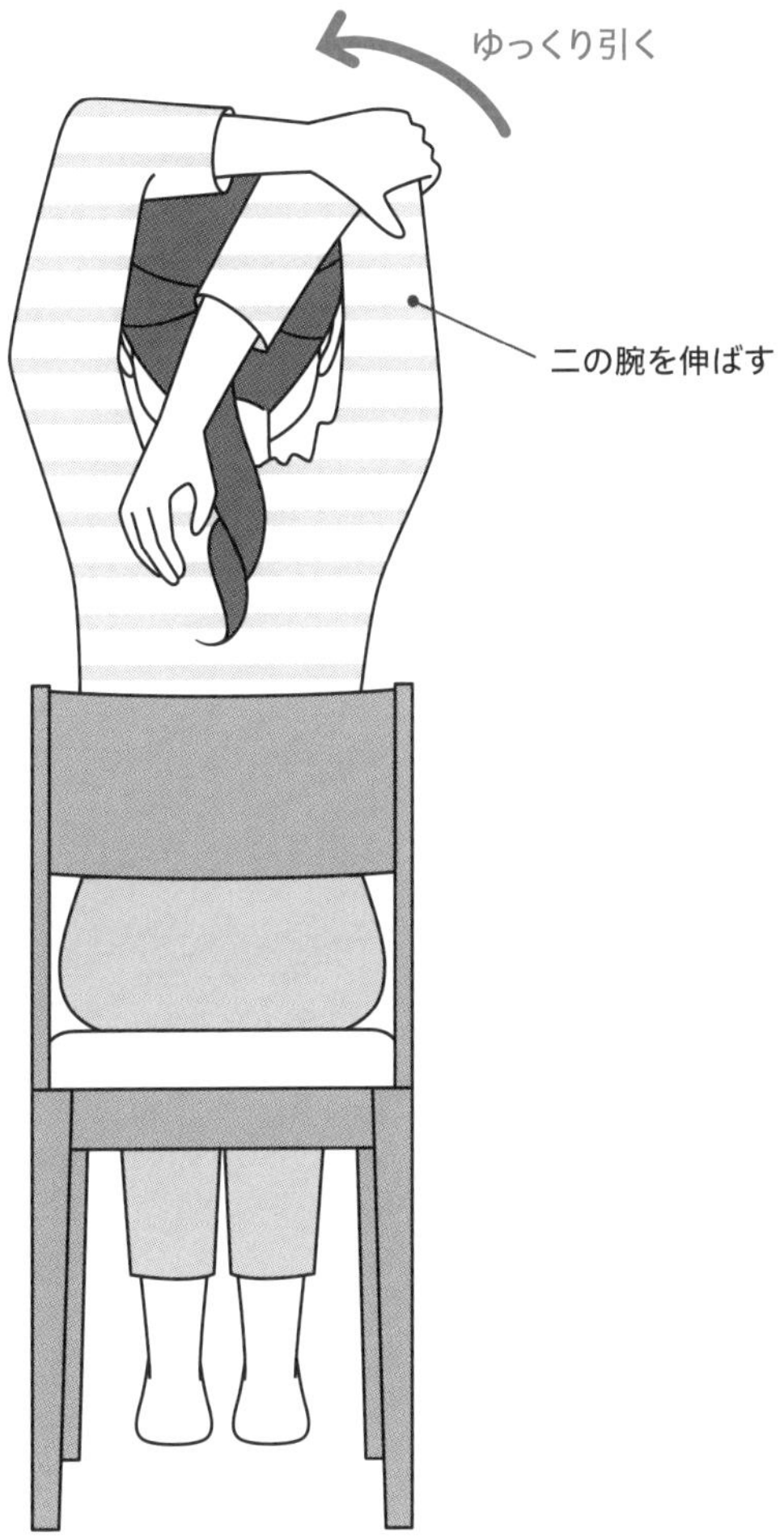

【やり方】

背筋をまっすぐに座り、バンザイの姿勢から両肘を曲げ、左手で右肘を持って左に軽く20秒引く。反対側も行う。

目安
20秒

COLUMN 3

「目によい」と言われたらまず真偽を確かめて

　過去に、ブルーベリーが目によいと聞いたからと、毎日ブルーベリージャムをたっぷり塗ったパンを食べていた糖尿病患者さんがいました。目によいことなら何でもやりたいと思う気持ちはよくわかります。でもその方法が間違っていたら、逆に病状を悪化させてしまうこともあるのです。

　世の中には健康に関する情報があふれています。きちんとしたエビデンスがあって効果的なものもある一方で、嘘や迷信でまったく効果がないものや、ときには体に悪影響を及ぼすものもあります。見聞きした情報に飛びつかず、まずはそれが正しいのかをしっかり調べ、必要があればかかりつけ医と相談し、本当かどうかを確かめましょう。特に「これさえ飲めば治る！」といった情報には注意が必要です。

第4章

緑内障の治療法

【薬物療法】

治療の基本は毎日の点眼薬。その中断が最大の障壁

歯磨きのように習慣になれば続けられる

緑内障の治療の基本は、毎日点眼することです。緑内障で視野に欠けがあらわれた場合、現代の医学ではそれを元通りに治すことはできません。そのため治療の目的は、視野の欠けをそれ以上広げないこと。点眼薬で眼圧を下げ、視神経のダメージを進行させないようにすることです。

緑内障は、初期〜中期の段階では自覚症状がほとんどない病気ということもあり、点眼薬での治療を始めても、あまり効果を感じないことも多いです。これが大きな落とし穴で、つい点眼を忘れる原因になってしまうのです。緑内障で点眼薬による治療を始めた人のうち、約3割が途中でやめてしまうというデータもあるほどです。しかし緑内障治療において、毎日の点眼は最も大切なことなのです。失明を徹底的に防ぐという気持ちを持って、指示通り毎日点眼を続けましょう。

長いコロナ禍で、私たちの生活はさまざまな制約を受けてきました。外出自体がはばかられ、緑内障に限らず、通院が必要な持病があるのに病院に行けなくなり、治療を中断してしまった人も少なくありません。緑内障の場合、点眼薬の効果が出て眼圧が下がっているのか、それとも点眼薬が病状に合っていないのかを経過観察する必要があります。通院をやめるとそれも叶わず、点眼薬もいずれなくなります。

昨今、コロナによるさまざまな制限は解除され、生活も元に戻りつつあります。**コロナ禍で通院や点眼を中断していた人は、ぜひ治療を再開してください。**

点眼すること自体は難しいことではありませんね。でもそれを忘れずに、毎日続けるのは難しいものです。その一方で、歯磨きのように習慣になってしまえば、続けられる人も多いです。ではどうすれば習慣化できるのでしょうか。

たとえば、洗面台に点眼薬を置いておき、朝の洗顔前や夜の入浴前に必ずさしたり、毎日決まった時間にさしたりするのはいかがでしょうか。ポイントは、とにかく「点眼する」という行為を日常化させることです。点眼方法・回数・時間は医師の指示に従い、自分のルーティンに組み込めるよう工夫をしてみましょう。

まず自分の緑内障のタイプを知ることが大切

主体的に自分の治療に取り組もう

緑内障にはいくつものタイプがあります。そしてタイプによって、症状のあらわれ方や進行のスピード、治療に使う点眼薬の種類、急性緑内障発作の起きやすさなどが違います。したがって、まずは自分の緑内障のタイプと、その特徴や治療方法、日常生活上の注意などについて、しっかり理解しておくことが大切です。

最近、治療の現場でアドヒアランスという言葉が注目されているのをご存知でしょうか。アドヒアランスは「固守」や「支持」といった意味の言葉で、医療の分野では、患者さん自身が自分の病気や治療を理解して、積極的に治療方針の決定に参加し、その決定にしたがって自ら行動することを言います。処方された薬をきちんと使わなかったり、通院をやめてしまったり、薬を処方通りに使っていないことを医師に正直に伝えられなかったりするのは、アドヒアランスが低いためと考えら

治療への理解が点眼薬の継続につながる

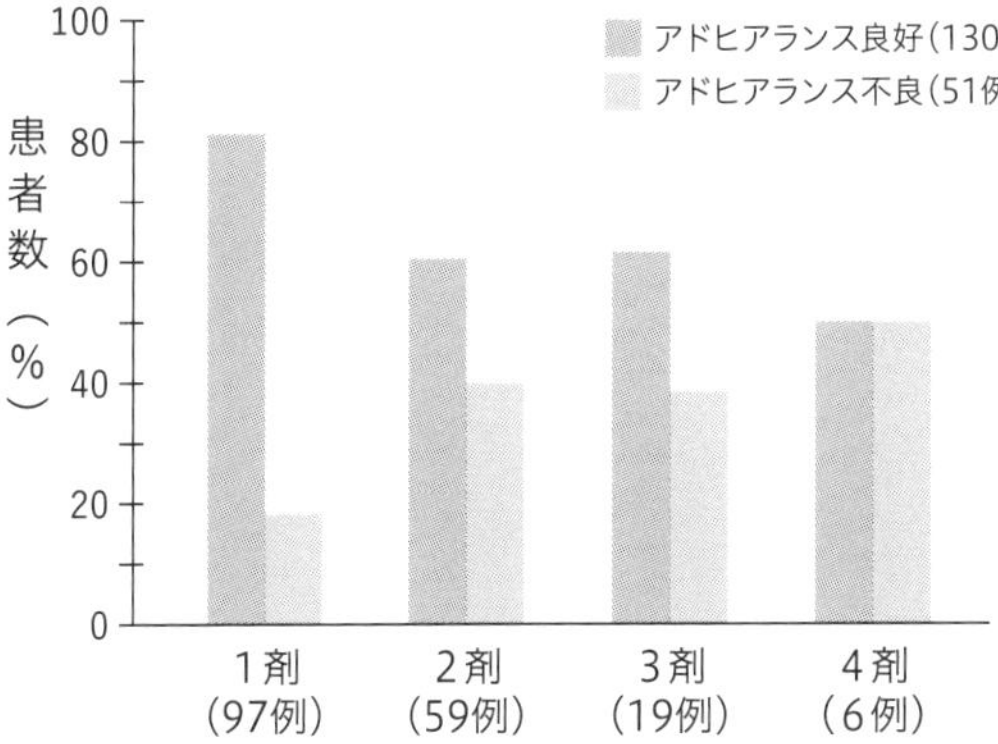

使っている点眼薬の種類が多くなると、医師の指示通りに点眼が行えていない「アドヒアランス不良」の人の割合が多くなる。

出典：Djafari F et al , J Glaucoma 18(3): 238-243, 2009

れています。

緑内障も、アドヒアランスが低いと失明のリスクが高くなります。上の図は、処方された点眼薬の数とアドヒアランスの関係を示したものです。アドヒアランス不良とは、指示通り点眼ができていないという意味です。複数の点眼薬を使っている人のほうがアドヒアランス不良の割合が多いのは、点眼薬が複数になると「面倒」という気持ちが強くなってしまい、つい点眼を忘れてしまうからです。

緑内障の治療は、医師のものではなく自分のものです。毎日の点眼がなぜ必要なのかを理解して、治療に取り組んでいきましょう。

第一選択薬は「プロスタノイドFP受容体作動薬」

1日1回の点眼で済み、副作用が少ない

眼圧を下げる点眼薬には作用が異なるいくつかのタイプがあり、図のように、房水の排出を促すもの、房水の産生を抑えるものの2種類に主に分けられます。

一般的に最初に処方されることが多いプロスタノイドFP受容体作動薬と呼ばれる点眼薬は、房水が強膜に流れるのを促すことで眼圧を下げる薬です。**眼圧を下げる効果が高く、副作用が少ないうえ、1日1回の点眼で済むことから、緑内障治療ガイドラインで第一選択薬になっています。**

体内で働く生理活性物質のうち、房水の排出に深く関わるのがPGF2αです。PGF2αは主にプロスタノイド受容体に作用することで、流出経路から房水の排出を促して眼圧を下げることができます。

点眼薬は大きく２種類に分かれる

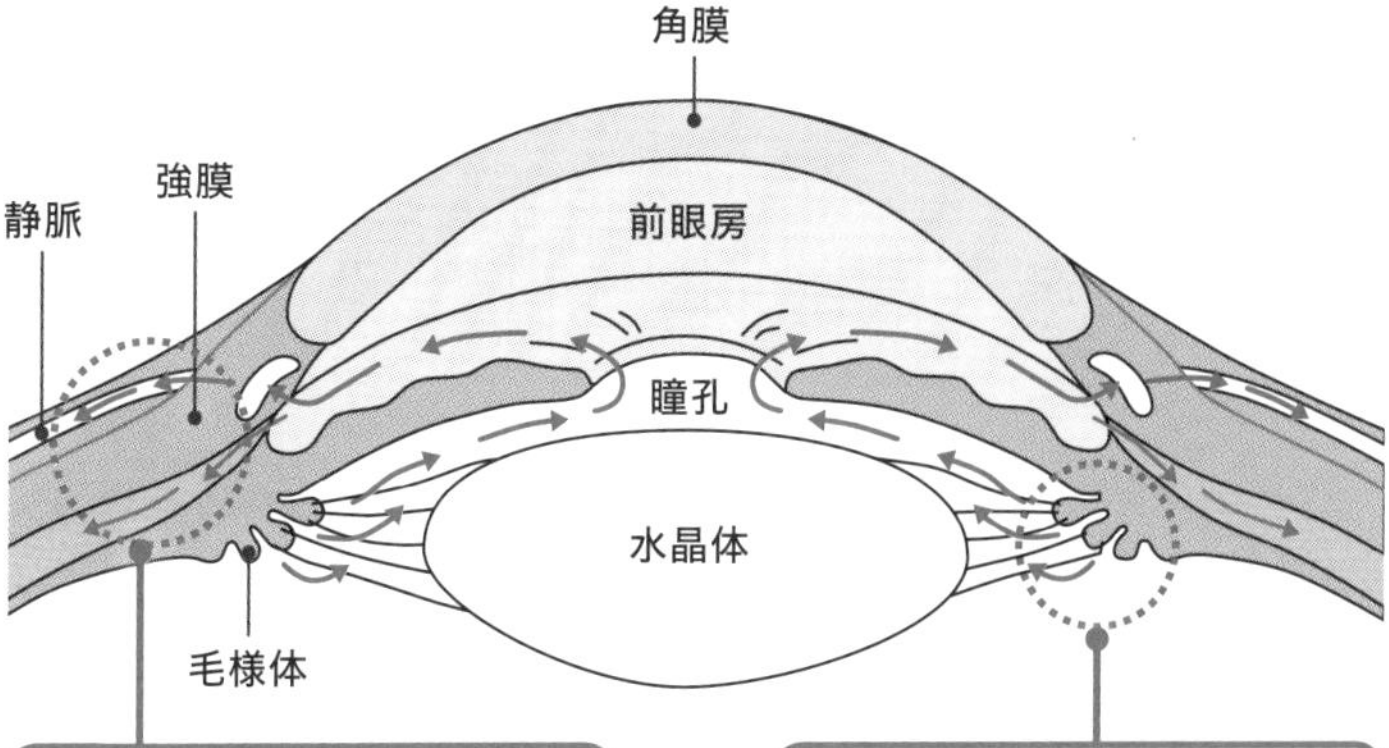

房水の排出を促す

- プロスタノイドFP受容体作動薬
- プロスタノイドEP2受容体作動薬
- α1遮断薬
- ROCK阻害薬

房水の産生を抑える

- β遮断薬
- 点眼CAI（炭酸脱水酵素阻害薬）

どちらにも効く

- α2作動薬

緑内障の治療に処方される点眼薬は、房水の排出を促すものと、房水の産生を抑えるものに大きく分けられる。第一選択のプロスタノイド FP受容体作動薬は房水の排出を促す。

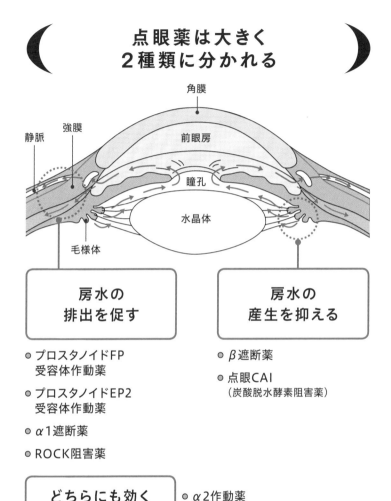

緑内障治療に使う主な点眼薬

【点眼薬】

種類	一般名	製品名	
β遮断薬 （1日1～2回）	チモロール マレイン酸塩	チモプトール	
	カルテオロール 塩酸塩	ミケラン	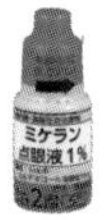
主な副作用：結膜アレルギー、充血、目の痛みやかゆみ、流涙、角膜炎、まぶたの腫れなどの目の症状や、気管支ぜんそく、血圧低下、徐脈などの全身の症状など			
プロスタノイド FP受容体 作動薬 （1日1回）	ラタノプロスト	キサラタン	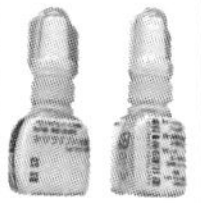
	トラボプロスト	トラバタンズ	
	タフルプロスト	タプロス	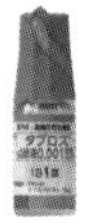
	ビマトプロスト	ルミガン	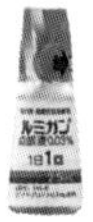
主な副作用：目の周りの黒ずみ、目のくぼみ、まつ毛が濃くなる、結膜アレルギー、充血、目の痛みやかゆみなど			

種類	一般名	製品名	
プロスタノイドEP2受容体作動薬（1日1回）	オミデネパグイソプロピル	エイベリス	
主な副作用：結膜アレルギー、充血、羞明、角膜が厚くなるなど			
炭酸脱水酵素阻害薬（1日2～3回）	ドルゾラミド塩酸塩	トルソプト	
	ブリンゾラミド塩酸塩	エイゾプト	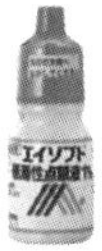
主な副作用：結膜アレルギー、充血、目の痛みやかゆみ、流涙、角膜炎、まぶたの腫れなど			
α1 遮断薬（1日2回）	ブナゾシン塩酸塩	デタントール	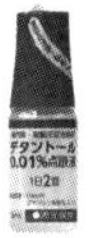
主な副作用：結膜アレルギー、充血、目の痛みやかゆみ、流涙、頭痛など			
α2 作動薬（1日2回）	ブリモニジン酒石酸塩	アイファガン	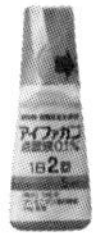
主な副作用：結膜アレルギー、充血、目の痛みやかゆみ、流涙、まぶたの腫れなど			
ROCK 阻害薬（1日2回）	リパスジル塩酸塩	グラナテック	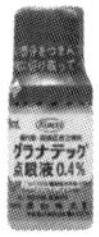
主な副作用：結膜アレルギー、充血、刺激感、まぶたの腫れなど			

【配合点眼薬】

種類	一般名	製品名	
プロスタノイドFP受容体作動薬+β遮断薬配合剤（1日1回）	ラタノプロスト／チモロールマレイン酸塩配合	ザラカム	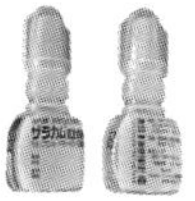
	トラボプロスト／チモロールマレイン酸塩配合	デュオトラバ	
	タフルプロスト／チモロールマレイン酸塩配合	タプコム	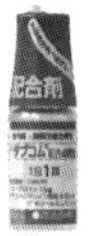
	ラタノプロスト／カルテオロール塩酸塩配合	ミケルナ	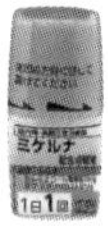
主な副作用：結膜アレルギー、充血、目の痛みやかゆみ、流涙、まぶたの腫れ、目の周りの黒ずみ、目のくぼみ、まつ毛が濃くなるなど			
CAI+β遮断薬配合剤（1日2回）	ドルゾラミド／チモロールマレイン酸塩配合	コソプト	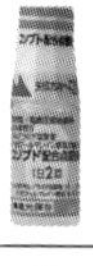
	ブリンゾラミド／チモロールマレイン酸塩配合	アゾルガ	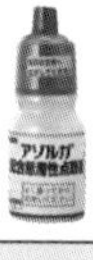
主な副作用：結膜アレルギー、充血、目の痛みやかゆみ、流涙、まぶたの腫れなどの目の症状や、気管支ぜんそく、血圧低下、徐脈などの全身の症状など			

種類	一般名	製品名	
α2作動薬+ β遮断薬配合剤 （1日2回）	ブリモニジン酒石酸塩 / チモロール マレイン酸塩配合	アイベータ	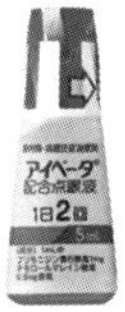
主な副作用：結膜アレルギー、充血、目の痛みやかゆみ、流涙、まぶたの腫れなど			
α2作動薬+ 炭酸脱水酵素 阻害薬配合剤 （1日2回）	ブリモニジン酒石酸塩 / ブリンゾラミド配合	アイラミド	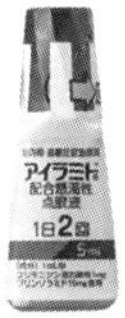
主な副作用：刺激感、目の痛み、流涙、羞明、目のかすみなど			
ROCK阻害薬+ α2作動薬配合剤 （1日2回）	リパスジル塩酸塩 / ブリモニジン酒石酸塩	グラアルファ	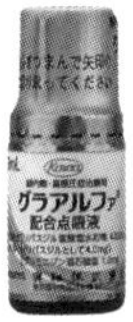
主な副作用：刺激感、充血、眼瞼炎など			

従来の点眼薬は１種類の薬剤しか含まれていないので、複数の薬剤を使う必要がある場合、一度に何回も点眼しなければなりません。一方、配合点眼薬は２種類の薬剤を混ぜた点眼薬で、点眼の回数が減らせるので便利です。

効果絶大！　正しい点眼の仕方

目に落とすのは1滴でOK

点眼するときは、まず手を洗いましょう。基本的には、上を向き、下まぶたを少し引いてあっかんべーをし、点眼するという手順になりますが、下まぶたの引き方に、げんこつ法と下瞼《したまぶた》下垂法《かすいほう》があります。げんこつ法は、片手でげんこつを作り、その人差し指のところで下まぶたを下に引き、げんこつに点眼薬を持った手を添えて、薬液を落とす方法です。この方法の利点は薬液を落とす側の手が安定することです。下瞼下垂法は、指で下まぶたを引く方法です。

薬液は1滴です。何滴も落とす必要はありません。薬液を落としたら目を閉じ、目頭の部分を指で押さえて1〜3分ほど待ちます。あふれた薬液はティッシュペーパーで軽く押さえて拭き取ります。

正しい点眼の仕方

STEP1

まずせっけんで手を洗う。下まぶたを軽く引き、１滴点眼する。点眼薬の容器の先がまつ毛に触れないように。

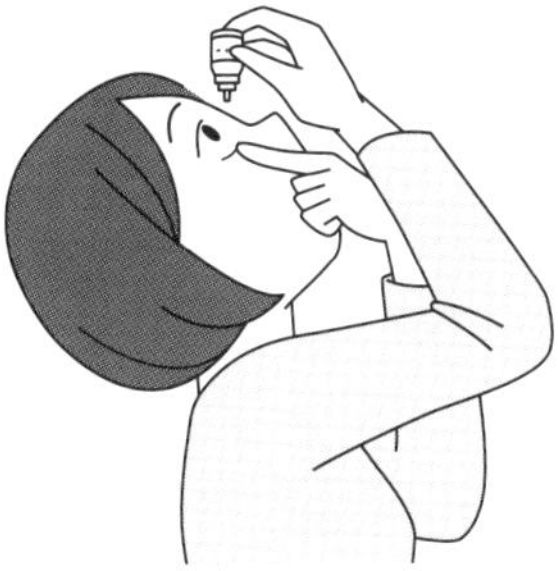

STEP2

目を閉じて、指で目頭のあたりを押さえて１～３分ほど待つ。５分くらい置くとなおよい。

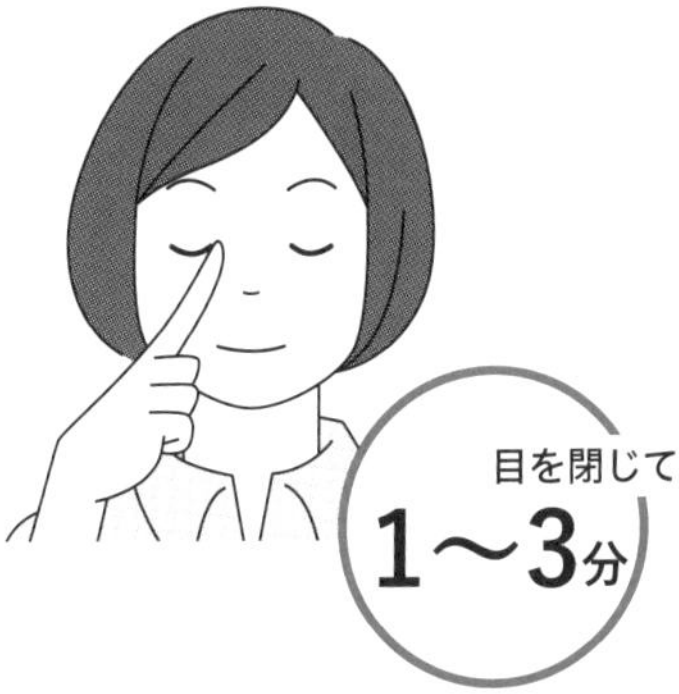

NG

- 目をパチパチする
- ２滴以上さす
- 間を置かずに次の点眼薬を使う

POINT

点眼薬は１滴でOK。１日の点眼回数は医師の指示に従います。
点眼薬の使用期限は開封後１カ月程度です

2種類以上使うなら間を5分以上あける

点眼し忘れたときは、思い出したときに点眼

点眼するタイミングに厳密な決まりがあるわけではありません。そのため、医師と相談のうえ、生活の中で一番忘れにくいタイミングで点眼することが大切です。ですが、「寝る前に使う」という指示がないものを、寝る直前に使うのは控えましょう。薬液がまぶたの中に長時間とどまって、刺激症状や過敏症などを生じやすくなるからです。点眼する時間に関する注意事項がないものなら、使用してから5〜10分以上経ってから寝るようにすれば問題ありません。

点眼し忘れたときは、気づいた時点で点眼してください。追加になってしまったとしても、1回抜けてしまうよりずっとよいからです。

2種類以上の点眼薬を使う場合、間を5分以上あけて次の点眼薬を使いましょう。さす順番は、「サラサラタイプが先」、「ドロッとしたゲル化剤が後」が基本です。

2種類以上の点眼薬は粘度で順番を判断

順番

1. 一般的な点眼薬
   ↓ 5分
2. 懸濁性の点眼薬
   ↓ 5分
3. ゲル化剤の点眼薬

2 種類以上の点眼薬を使う場合は、間を 5 分以上あけること。順番は粘度が薄いものを先、濃いものを後にする。

習慣化のコツ

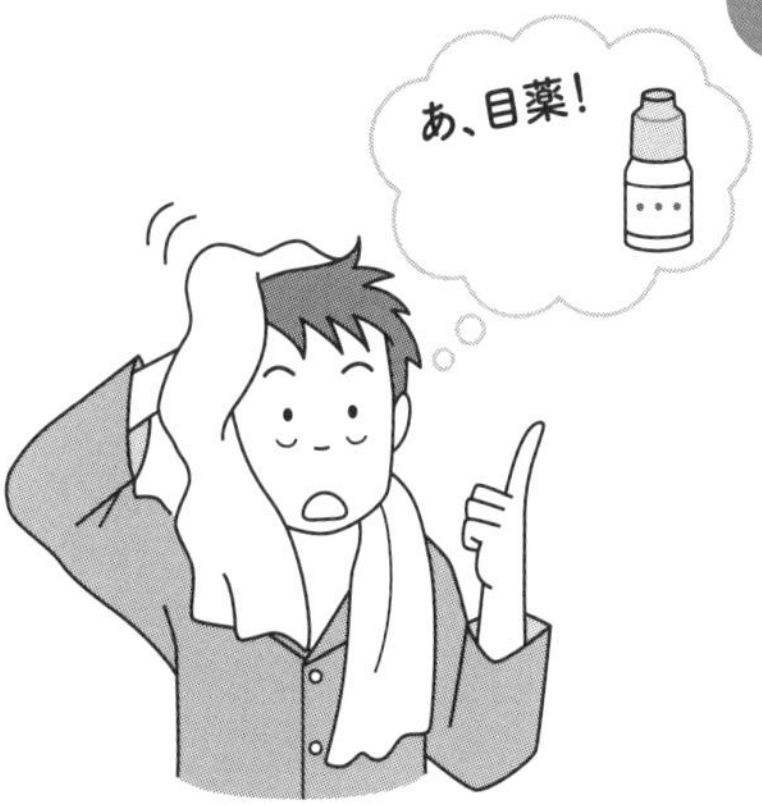

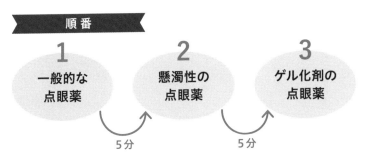

忘れにくいタイミングを見つける

- 入浴の前に
- 歯磨きをするとき（寝る直前は避ける）
- ほかの内服薬を飲むときに
- スマホでアラームを設定

点眼し忘れたら…
すぐ点眼しましょう。
１回抜けるよりベターです

主な副作用と、副作用への対応

副作用を抑えるためには1回1滴を守ること

薬によって違いますが、主な副作用には、①防腐剤に対するアレルギー症状、②β遮断薬によるさまざまな症状、③プロスタノイドFP受容体作動薬による目の周りの黒ずみ、目の落ちくぼみ、まつ毛が濃くなるなどの症状、④目の充血などがあります。緑内障の場合、毎日、ずっと点眼薬をさし続けるので、使い始めは問題なくても、徐々に副作用があらわれてくることが少なくありません。まず自分が使っている点眼薬の副作用を知っておき、おかしいなと思ったら医師に相談しましょう。

防腐剤に対するアレルギー症状としては、目の違和感や刺激感、充血、痛み、目の周囲の腫れなどのほか、じんましんなど全身の症状があらわれることもあります。

β遮断薬によるさまざまな症状としては、目の違和感や、かゆみ、痛みなどの目の症状のほか、心臓や気管・肺に作用して、気管支ぜんそくや不整脈、血圧の低下などがあらわれることがあります。副作用は目の異常だけではないことを理解しておき、特に心臓や気管支・肺に持病がある人は、症状に十分注意してください。

プロスタノイドFP受容体作動薬には、目の周りの黒ずみなど特有の副作用があります。点眼して5分以上経ったら洗顔するようにすると、ある程度予防することができます。毎晩、入浴前に点眼し、5分以上経ってから入浴するのもおすすめです。そうすれば点眼し忘れを防ぐこともできますね。

目の充血は多くの点眼薬で見られる副作用です。ほぼ必ず充血するものもあります。点眼してから数時間程度が特に充血しやすいものもあるので、日中の仕事や外出への影響を少なくするため、夜に点眼するようにしている人もいます。

副作用をできるだけ抑えるために大切なのは、「点眼は1滴」を守ることです。多く点眼すれば効果が上がるわけではありません。薬液が目からあふれて、目の周りの副作用が出やすくなったりします。

軽度の副作用はどの薬にもあります。そのため患者さんには、我慢できる症状であれば最初は少し我慢していただきながら様子を見て、どうしても我慢できなければ別の薬に変えましょう、とご提案することが多いです。

点眼薬が合っていないと感じたら

自己判断で中断せず、必ず医師に相談を

副作用などによって、使っている点眼薬が自分に合っていないと感じることがあるかもしれません。そんなときは、自分の判断で点眼薬を中止するのではなく、まず医師に相談してください。なぜ合っていないと感じるのか、どんな不都合があるのか、どうしてほしいかなど、率直に詳しく伝えましょう。必ずしも「それならほかの薬に変えましょう」ということになるとは限りませんが、病状や副作用をふまえて、その時点でどんな治療法が最善かを医師と話し合い、新たな治療方針や点眼薬の種類を決めて、納得したうえで治療を続けることが大切です。

状況によっては、一定期間（1～2週間程度）点眼薬をやめて経過を見て、その後あらためて点眼薬を1種類ずつ試しながら、アレルギー症状などが出ないかを確認していくこともあります。

点眼薬とプラスして飲み薬が処方されることも

飲み薬が必要な理由や副作用を理解しておこう

緑内障の治療は点眼が基本ですが、飲み薬が処方されることもあります。内服薬だけで治療するのではなく、点眼薬を使ったうえで、必要があれば追加するという位置づけです。

たとえば、炭酸脱水酵素阻害薬と呼ばれるタイプの内服薬は、目の毛様体で房水の産生を抑えて眼圧を下げる薬です。目だけに作用する点眼薬と違って、全身に作用するので、低カリウム血症、手足のしびれ、胃腸障害、腎臓への負担など、全身の副作用が起こる可能性があります。**内服薬が処方された場合は、その目的や副作用などについて、しっかり医師に確認しておきましょう。**

また、糖尿病網膜症によって緑内障が起きている場合は、糖尿病の治療薬として内服薬が処方されていることがあります。

点眼薬の疑問！ Q＆A

Q 点眼薬を使うと、のどで変な味がします。なぜですか？

A 点眼薬が、目頭から鼻涙管を通って鼻腔に流れ、それがのどにも流れていくからです。点眼した後に目頭を押さえるのは、薬液が鼻やのどに流れ落ちるのを止めて、目の表面でしっかり作用するようにするためです。

Q 点眼薬は家族に点眼してもらってもいいですか？

A 自分で点眼しにくい場合は、家族などに点眼してもらってもかまいません。むしろそのほうが確実に点眼でき、結果的に治療によい効果があったというデータもあります。点眼の仕方は自分で点眼する場合と同じです。

Q レーシック手術を受けると緑内障になりやすくなりますか？

A レーシック手術が直接緑内障の原因になることはありませんが、術後のステロイド点眼薬が緑内障を引き起こすという報告はあります。強度近視の人は緑内障のリスクが高いので、定期的なチェックが必要です。

Q 点眼薬を使うとしみます。このまま使い続けて大丈夫ですか？

A 緑内障の治療に使う点眼薬にはしみるものが多いので、ある程度はしかたないのですが、つらいときは我慢せず、医師に相談してください。同等の効果で不快感の少ない点眼薬に変更できるかもしれません。

COLUMN

4

サプリメントは補助的に利用しよう

緑内障の治療の中心は点眼で、必要があればレーザー治療や手術を行うこともあります。そのうえで、食事や日常生活の動作、睡眠などで目を守り、体の酸化を抑えて目の病気の進行を少しでも遅らせようとすることが大切です。サプリメントも同様で、アントシアニンやルテインなどのサプリメントを飲んでいる人もいらっしゃるのではないでしょうか。

サプリメントを試すなら、抗酸化物質のピクノジェノール、アントシアニンを多く含むビルベリーエキスやカシスエキスもよいでしょう。ですが、サプリメントは食事の延長線上にあり、三度の食事に「加える」ものです。もちろん無理に使う必要はありませんから、費用対効果もよく考えて、補助的に活用してください。

第5章

緑内障の治療法

【レーザー治療・手術療法】

点眼薬の効果があまり見られない場合の選択肢

レーザー治療は日帰り＆外来で受けられることも多い

点眼薬の治療で思うように眼圧が下がらず、視野の欠けが進行してきた場合は、レーザー治療や手術による治療を検討することになります。レーザー治療は、レーザー光線を虹彩や線維柱帯などに当て、房水の通り道を作ったり、線維柱帯の目詰まりを解消して房水がスムーズに排出されるようにしたりするものです。手術は、メスで強膜や虹彩の一部を切るなどして房水の通り道を作るものです。それぞれにいくつかの方法があり、メリット・デメリットがあります。

レーザー治療も手術も、その第一目的は眼圧を下げることです。これらの治療を行っても、緑内障が完治して視野が戻るわけではありません。また、眼圧がうまく下がらず、再治療や別の方法による治療が必要になることもあることを知っておきましょう。

レーザー治療の特徴

種類

名称	内容	
ALT	アルゴンレーザー線維柱帯形成術。アルゴンレーザーを線維柱帯に照射し、組織を凝固・萎縮させることで、網の目の目詰まりを解消する方法。	→ P.172
SLT	選択的レーザー線維柱帯形成術。アルゴンレーザーより出力が小さいヤグレーザーを線維柱帯に照射し、目詰まりを起こしているものだけを処理する方法。	→ P.172
MLT	マイクロパルスレーザー線維柱帯形成術。網膜の治療に使われるマイクロパルスレーザーを利用して、線維柱帯の目詰まりを解消する方法。	→ P.175
毛様体光凝固術	マイクロパルス経強膜毛様体光凝固術。網膜の治療に使われるマイクロパルスレーザーを毛様体に当てて組織を破壊し、房水が出てくるのを抑える方法。	→ P.175
LI	レーザー虹彩切開術。レーザーで虹彩に穴を開け、房水が隅角に流れる道を作る方法。急性緑内障発作を起こしているときによく行われる。	→ P.176
LGP	レーザー隅角形成術。主にプラトー虹彩緑内障に対して、虹彩の根元にレーザーを当てて収縮させ、隅角のスペースを広げる方法。	→ P.179

メリット・デメリット

メリット

- 外来で治療できる場合が多い
- 目や体への負担が少ない
- 比較的安価
- ALT 以外は繰り返し行える

デメリット

- 眼圧がうまく下がらず、再治療や手術が必要になることがある
- 治療後に炎症やピントが合わないなどの合併症が起こることがある

目的は　**房水の排出を促す・房水の通り道を作る**

緑内障のタイプや病状などによって方法を選択

医師がレーザー治療や手術を提案するのは、点眼薬での治療だけでは眼圧が下がらない場合や、視野の欠けが広がってきている場合、進行が速い場合などです。また、極端に眼圧が高い人や、若齢者で進行をできるだけ早い段階で食い止めたい場合にもレーザー治療や手術を検討します。片方の目に緑内障発作が起きた場合、もう片方の目にも発作が起きないように、予防的に行うこともあります。

レーザー治療は一般に治療時間が短く、外来で行うことができます。費用は3割負担の場合、片目で2~3万円くらいです。ただしレーザー治療を行っても眼圧がうまく下がらず、手術が必要になる場合があります。

手術の場合、治療時間や入院期間などは手術の方法によって大きく異なります。1週間程度の入院が必要になる場合が多いのですが、中には外来で行えるものもあります。費用も方法によって違いますが、3割負担の場合、10万円前後のことが多いです。レーザー治療や手術を行った後も、眼圧や視野の欠けをチェックするための定期的な通院と、点眼薬の継続は必要です。

手術の特徴

種類

名称	内容	
トラベクレクトミー	線維柱帯切除術。結膜を切り、強膜を薄く剝がして、強膜と虹彩に穴を開けたのち、強膜と結膜を戻して縫合することで、新たな房水の排出路を作る。	→ P.180
トラベクロトミー	線維柱帯切開術。結膜を切り強膜を剝がし、シュレム管から器具を入れて線維柱帯を切開して新たな排出路を作り、強膜と結膜を戻して縫合する。	→ P.182
MIGS	micro invasive gulaucoma surgery の頭文字で、低侵襲緑内障手術のことをいう。トラベクトーム、マイクロステントなどの方法がある。	→ P.184
チューブシャント手術	チューブとプレートでできた器具を眼球内に留置して、房水を眼球の外に排出する。似た方法に極小のステンレスのチューブを差し込むエクスプレス手術というものもある。	→ P.186

メリット・デメリット

メリット
- 眼圧を下げる効果が高い
- 新しい方法が次々開発されている
- 日帰りでもできる場合がある

デメリット
- 入院が必要な場合がある
- 大学病院等でしか受けられない場合がある
- コンタクトレンズが使えないなど制限がある場合もある

目的は 房水の通り道を作る

レーザー治療や手術を決断する前に

セカンドオピニオンを受けるのもよい方法

レーザー治療や手術を提案されたときは、なぜその治療が必要なのか、提案されている方法のメリットとデメリットは何かを、詳しく説明してもらうとよいでしょう。一般的にレーザー治療や手術は、点眼薬だけではうまく眼圧が下がらず、視野の欠けが進んできているときに検討されるものですが、実際の病状や手術などが必要な理由は人それぞれです。治療法も一択とは限らず、いくつかの選択肢から選ばなければならない場合も少なくありません。また、レーザー治療や手術を行っても、視野が戻るわけではありません。方法によっては合併症が起きたり、治療前よりも不快感が残ったりといったことも起こります。それらを十分に理解し納得したうえで、決断して受けなければなりません。

自分にとって最善の方法を選択しよう

同じ病状でも、医師によって判断は違います。一人の患者さんに対して、ある医師はこの状況ならすぐにでもレーザー治療をと言い、別の医師はこのまま点眼薬の治療で経過を見てよいのではと言う、といったこともめずらしくありません。ですから、**主治医からのレーザー治療や手術の提案、説明にすぐに納得できないときや、疑問や不安があってほかの意見も聞いてみたいと思ったときは、セカンドオピニオンを受けるのもよいことだと思います。**私の病院にも、別の病院に通院している患者さんがセカンドオピニオンを受けに来院することがよくあります。

セカンドオピニオンを受けるときは、受け付けてくれる病院を自分で探す必要があります。そのうえで主治医にセカンドオピニオンを受けることを伝えて、紹介状や検査結果などの情報を出してもらいましょう。セカンドオピニオンを受けたら、主治医のところに戻って結果を報告し、再度治療法について話し合います。セカンドオピニオンを受けたことでかえって迷うこともあるかもしれませんが、主治医と相談しながら、自分にとってのメリットが大きく、納得できる方法を選びましょう。

【レーザー治療】開放隅角緑内障に対する方法

選択的レーザー線維柱帯形成術（SLT）でフィルターの目詰まりを解消

開放隅角緑内障は、隅角の線維柱帯が目詰まりするのが原因です。線維柱帯形成術は、線維柱帯の網の目にレーザーを当てて目詰まりを解消し、眼圧を下げようという治療法です。線維柱帯形成術には、アルゴンレーザー線維柱帯形成術（ALT）と選択的レーザー線維柱帯形成術（SLT）があります。

ALTは、アルゴンレーザーを、間隔を置いて線維柱帯に照射し、光線が当たった部分の組織を凝固・萎縮させることで、光線が当たっていない間の部分が引き伸ばされて網の目が広がるというしくみの治療です。そのため変性した組織が癒着を起こすことがあり、多くても2回しか行えないなどの欠点があります。

一方、SLTはヤグレーザーというレーザー光線を使います。ヤグレーザーはALTのアルゴンレーザーより出力（エネルギー）が小さく、組織を凝固させるのではなく、房水の排出を妨げているものだけを選択的に処理して目詰まりを解消することができます。**そのため組織の癒着などの問題が起こりにくいのが特徴で、最近ではSLTが主流になっています。**SLTの治療にかかる時間は5～10分程度で、外来で行うことができます。治療前に麻酔薬を点眼するので痛みはありません。

SLTの後、すぐに眼圧が下がる人もいますが、2～3カ月してから効果があらわれる人もいます。その一方で、ほとんど効果がない人や、一度眼圧が下がっても、しばらくするとまた線維柱帯が目詰まりして眼圧が上がってきてしまう人もいます。当院で調べたところ、SLTを行った1年後でも眼圧が十分に下がっていた人は25%程度でした。**したがってSLTの後も定期的に通院し、眼圧などのチェックを継続することが大切です。**再び眼圧が上がってきた場合は、繰り返しSLTを行うこともできます。それでもうまく眼圧が下がらない場合は、手術も検討することになります。

SLTは、点眼だけでは思うように眼圧が下がらない人だけでなく、正常眼圧緑内障の人や、点眼薬の副作用がつらくて続けられない人、点眼を忘れがちな人や複数の点眼薬を使うのが難しい人などに適しています。

SLTの特徴

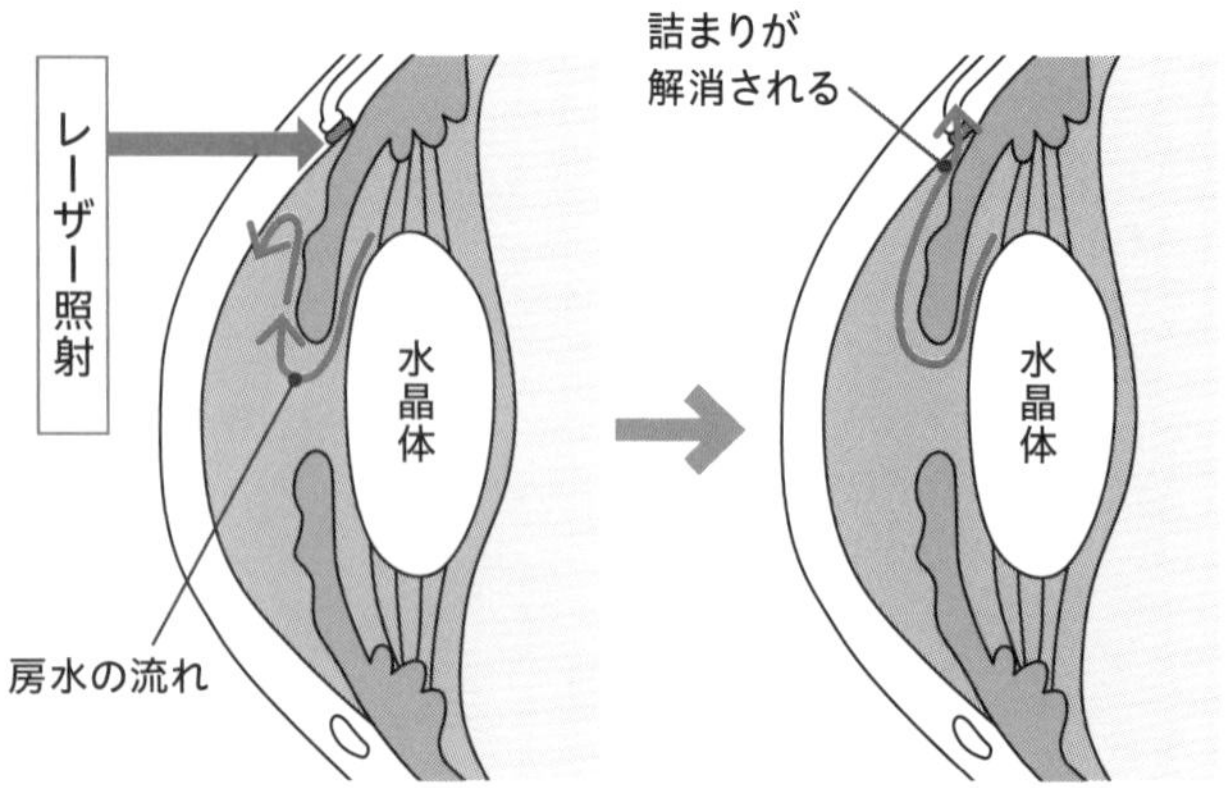

網の目状になっている線維柱帯にレーザーを当て、房水の排出を妨げているものだけを処理して目詰まりを解消する方法。最近はこれが主流になっている。

SLTのメリット

- 組織の癒着が起こりにくい
- 5～10分で終わる
- 外来で行える
- 麻酔をするので痛みがない
- 繰り返し受けられる

エネルギーが小さいレーザーを使うので負担が少なく、組織を壊さないので繰り返し行えるのが特徴。

MLTや毛様体光凝固術という方法もある

開放隅角緑内障に対するレーザー治療には、マイクロパルスレーザー線維柱帯形成術（MLT）や毛様体光凝固術（マイクロパルス経強膜毛様体光凝固術）もあります。**MLTは、糖尿病網膜症などの網膜の治療に使われるマイクロパルスレーザーを、線維柱帯の目詰まり解消に応用したものです。**病院にとっては、1つの機械を網膜の治療用と緑内障治療用の両方に使えるというメリットがあります。方法はSLTと同じで、組織の癒着がなく、繰り返し行えることもSLTと同様です。

線維柱帯形成術が房水の排出を促して眼圧を下げようとするのに対して、毛様体光凝固術は、毛様体にレーザー光線を当てて毛様体の細胞を破壊し、毛様体から房水が出てくるのを抑える治療法です。眼圧を下げる効果は高いとされるものの、治療後に炎症が起きて痛みが出やすいことや、眼圧が下がりすぎたり、ピントがうまく合わなくなったり、ひどい炎症で失明するケースがあるなどのリスクもあります。そのためこの治療法は、ほかの治療法では思うような効果が得られず、経過がよくない場合に選択される傾向があります。

【レーザー治療】閉塞隅角緑内障に対する方法

レーザー虹彩切開術（LI）やレーザー隅角形成術（LGP）で房水を流す

閉塞隅角緑内障は、隅角が狭くなったり、ふさがったりして眼圧が上がる緑内障です。このタイプの緑内障に対するレーザー治療には、レーザーを使って虹彩に穴を開けて房水の通り道を作るレーザー虹彩切開術（LI）や、虹彩の周囲を凝固させて収縮させることで隅角を広げ、房水が流れるようにするレーザー隅角形成術（LGP）があります。

レーザー虹彩切開術（LI）は、レーザー光線で虹彩に1つ穴を開け、房水がその穴を通って隅角に流れるようにするものです。特に急性緑内障発作を起こしている場合に、迅速に眼圧を下げるためこの治療を行うことがあります。まず薬で眼圧を下げてから、この治療で房水の通り道を確保します。急性緑内障発作は両目同時に起こることは少ないのですが、片方の目に起こるともう片方にも起こる可能性が

レーザー虹彩切開術の特徴

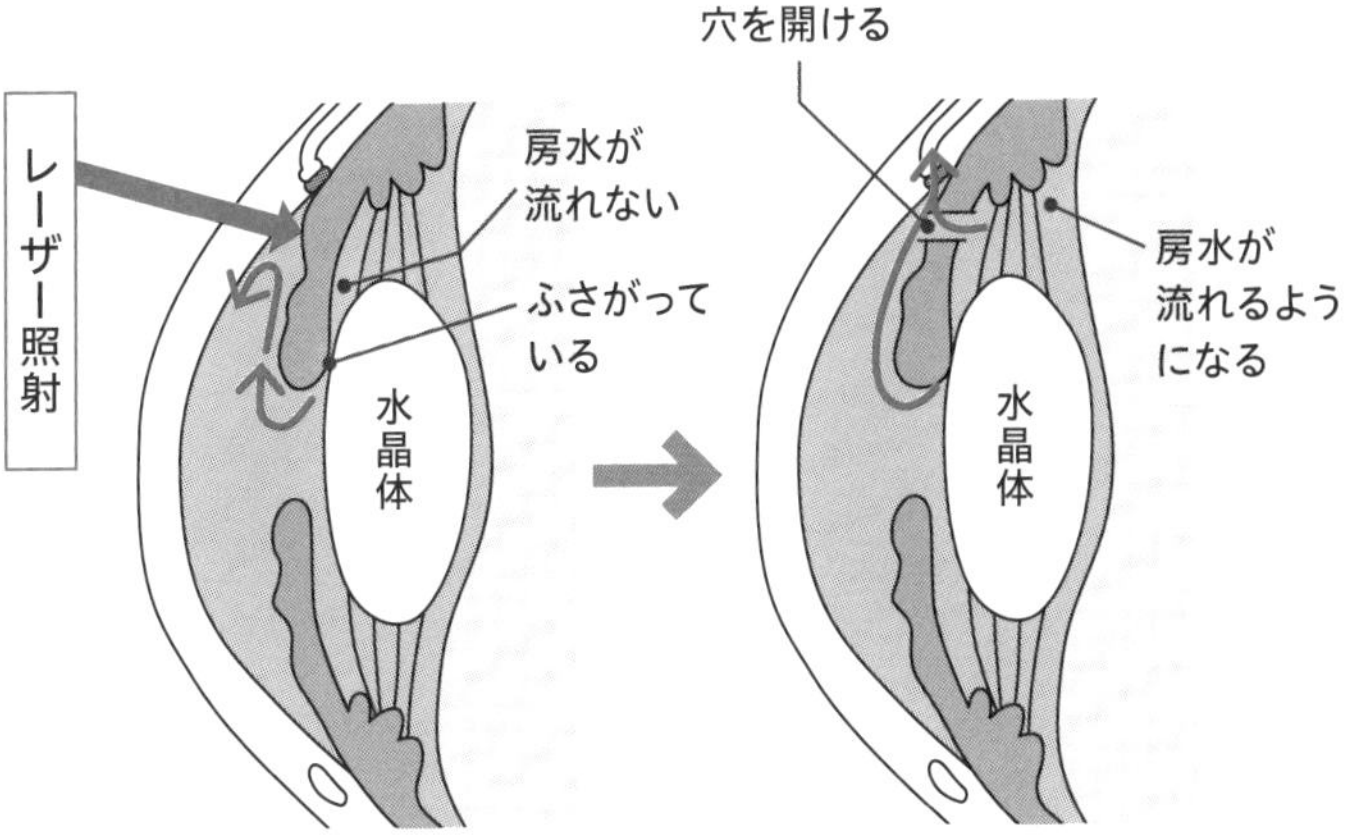

レーザーで虹彩に穴を開け、房水がそこを通って隅角へ、そして線維柱帯に流れるようにする。特に急性緑内障発作を起こしたケースに行われる。

隅角が癒着している人は剥がす手術をする

閉塞隅角緑内障では、進行すると線維柱帯の部分と虹彩が完全に癒着してしまうことがあります。このようなケースでは、レーザー虹彩切開術はできません。そこで癒着がある場合は、器具を入れて虹彩を押し下げるようにして癒着した部分を剥がしていく隅角癒着剥離術を行います。また白内障があり、硬くなった水晶体が虹彩を前に押している場合は、水晶体を取り出して薄い眼内レンズを入れる白内障の手術を行うこともあります。

レーザー虹彩切開術(LI)の主な合併症

水疱性角膜症

角膜の一番内側の角膜内皮細胞がダメージを受け、角膜の層に房水が溜まってひどいむくみを起こす。激痛を起こしたり、重症の場合は角膜移植が必要になる。

前房出血

レーザーで出血した血液が、角膜と虹彩の間の前房に溜まるもの。量が多くなると前が見えなくなる。出血が止まれば、自然に吸収される。

虹彩炎

レーザーを虹彩に当てることで、虹彩に炎症が起こることがある。通常は自然に治るが、炎症を抑えるためステロイドの点眼薬を使うことがある。

角膜混濁

角膜が白く濁ること。レーザーが当たることで角膜が一時的に濁ることがあるが、自然に治る。ただし、水疱性角膜症の症状である場合もあり注意が必要。

あるので、発作を起こしていないほうの目にも予防的にこの治療を行うことがあります。

治療時間は10～20分程度です。治療後に一時的に眼圧が上がることがあるので、術後は眼圧の観察を行います。また、まれに角膜が腫れて濁る角膜混濁や、角膜がむくむ水疱性角膜症、虹彩炎、角膜と虹彩の間に血が溜まる前房出血などの合併症を起こすことがあります。特に水疱性角膜症は重症で、角膜に大量に水が溜まって厚くなり、白く濁って見えにくくなるうえ、角膜上皮が傷つきやすくなって激痛を起こすことがあります。

なお、角膜と虹彩が隅角にほとんど

くっついてしまっているような場合は、この治療はできません。

レーザーで虹彩の根元を収縮させる隅角形成術

レーザー隅角形成術（ＬＧＰ）は、プラトー虹彩緑内障と呼ばれるタイプの緑内障に行われる治療法です。プラトー虹彩とは、虹彩の根元部分が盛り上がっていて、虹彩の部分は平坦な形のことです。この盛り上がった根元部分が、角膜との間の隅角のスペースを狭くして、房水の排出口である線維柱帯をふさいでしまい、眼圧が上がってしまうのです。そこでレーザー光線を虹彩の周辺部分の1周または半周に当てていき、虹彩を収縮させます。すると隅角のスペースが広がって、房水の通り道が確保できます。これがレーザー隅角形成術です。

この方法でも、術後に一時的に眼圧が上がることがあります。また、虹彩炎などの合併症を起こすことがあります。

【手術療法】眼圧下降に高い効果が期待できる

トラベクレクトミー（線維柱帯切除術）は房水の出口を新しく作る方法

点眼薬やレーザー治療を行っても効果が得られない場合、手術を検討することになります。手術にはいくつかの方法がありますが、中でも眼圧を下げる効果が高いのが、隅角に房水の新しい排水路を作るトラベクレクトミー（線維柱帯切除術）です。この手術は、原発開放隅角緑内障や正常眼圧緑内障などが対象になります。

図のようにまず結膜を切り、その下の強膜を薄く剥がして、残った強膜と虹彩に小さな穴を開けたうえで、剥がした強膜と結膜をかぶせて縫い合わせます。すると房水は新たな排出路を通って外に出て行き、周囲のリンパ組織に吸収されます。

術後に感染症や眼圧などの管理をするため、1週間程度の入院が必要です。また、眼圧や房水の流れ方を見て、縫合した部分を広げたり狭めたりして調節することがあります。そして術後は基本的にコンタクトレンズは使えません。

トラベクレクトミーの特徴

適応する主な緑内障

原発開放隅角緑内障　　正常眼圧緑内障

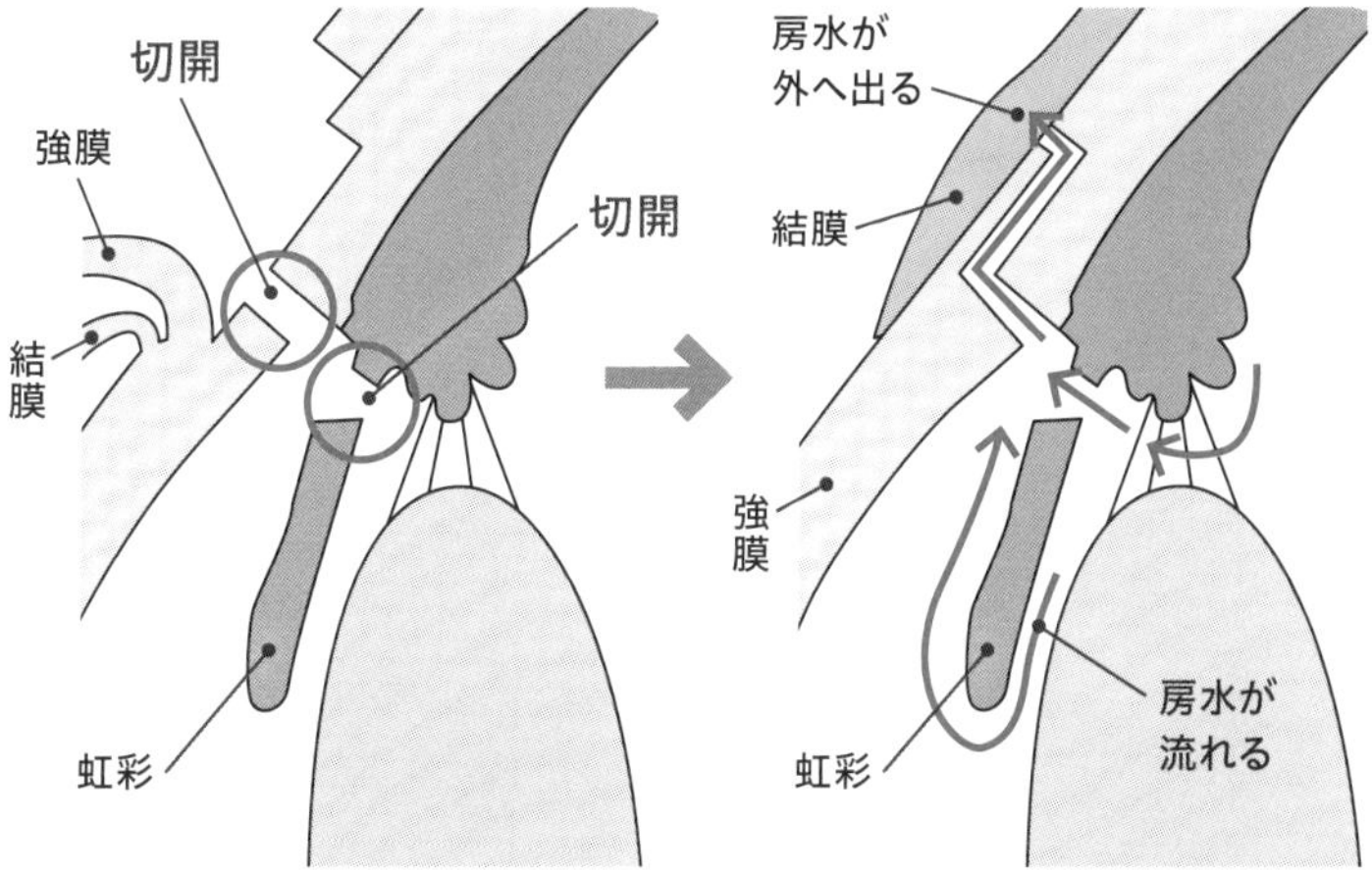

結膜を切り、強膜を薄く剥がして、残った強膜と虹彩に房水の通り道になる穴を開ける。

強膜と結膜を戻して縫合する。房水が穴と強膜の隙間を通って眼球の外に流れるようになる。

- １週間程度の入院が必要になる
- 術後コンタクトレンズは使えない

【手術療法】合併症のリスクが少ない手術

トラベクロトミー（線維柱帯切開術）は合併症も少なく日帰り手術もできる

トラベクロトミー（線維柱帯切開術）は、房水の排出口である線維柱帯を切開する手術です。結膜を切って強膜を剝がし、シュレム管から器具を入れて線維柱帯を切開したのち、剝がした強膜と結膜を戻して縫合します。手術は30分程度で終わります。日帰りで行うこともできますが、術後の管理のため入院していただくこともあります。**トラベクロトミーの手技は前ページのトラベクレクトミーより簡単で、合併症のリスクが低い一方で、眼圧を下げる効果はトラベクレクトミーよりやや劣ります。**また術後の制約がほとんどないのも特徴です。

トラベクロトミーは原発開放隅角緑内障が対象で、比較的症状が軽い人に行われます。術後、血液が混ざった房水が逆流し、1〜2週間程度見えにくくなることがあります。また一時的に眼圧が上がることがあります。

トラベクロトミーの特徴

適応する緑内障

原発開放隅角緑内障

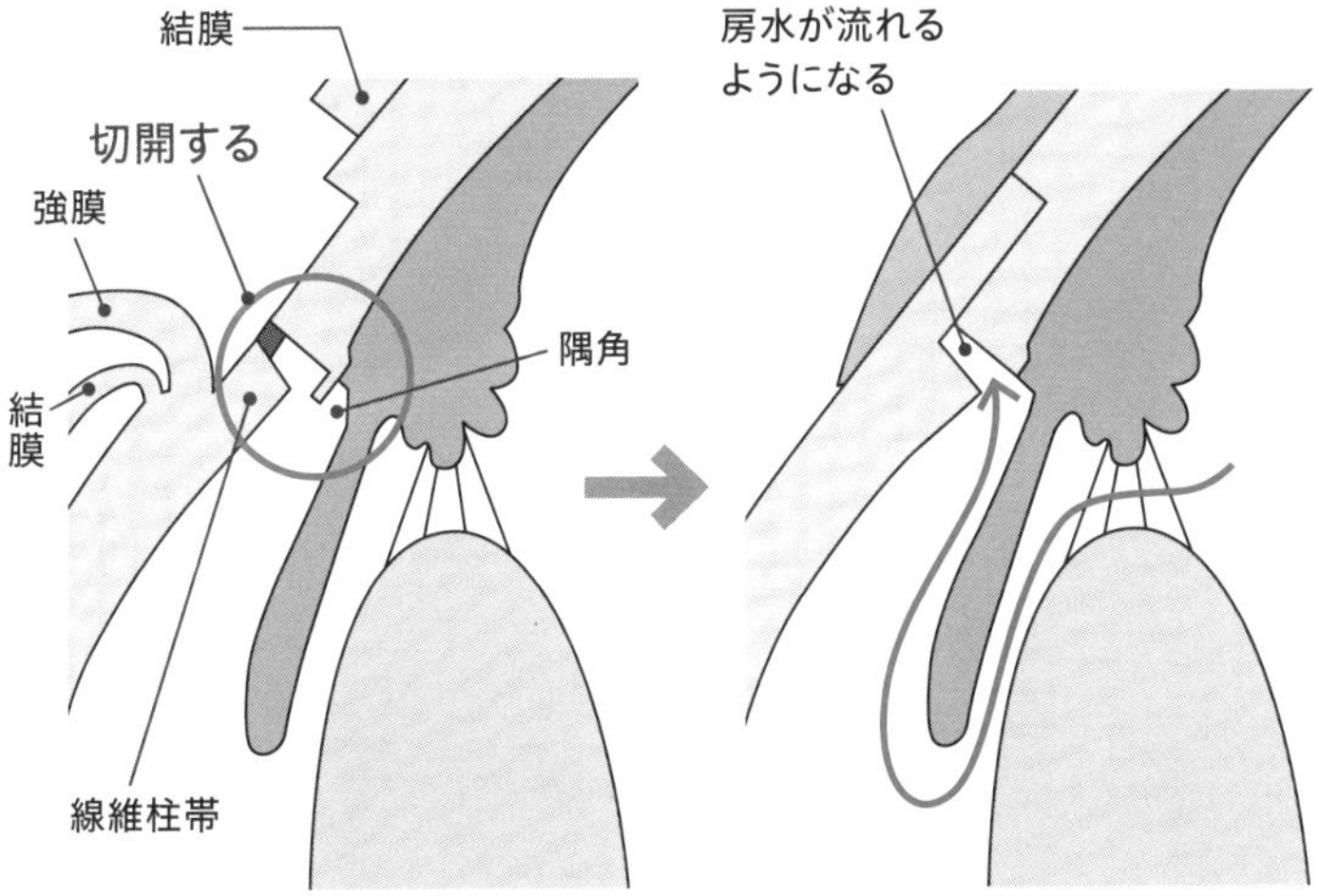

結膜を切り、強膜を薄く剥がして、線維柱帯に房水の通り道になる穴を開ける。

強膜と結膜を戻して縫合する。房水が穴と強膜の隙間を通って眼球の外に流れるようになる。

- 日帰りも可能だが入院が必要になることもある
- 術後1～2週間は見えにくくなることもある
- 術後、一時的に眼圧が上がることがある

【手術療法】より負担が少ない低侵襲緑内障手術

専用の器具や極小のステントを使う、症状が軽い人用の手術

最近、トラベクロトミーの考え方を基本に、さらに簡単に行えるようにしたMIGSと呼ばれる手術がいくつか登場しています。MIGS（micro invasive gulaucoma surgery）は、低侵襲緑内障手術とも言い、低侵襲とは体への負担が少ないという意味で、いずれも10分程度でできる手術です。

MIGSの1つであるトラベクトームは、角膜を2㎜ほど切り、そこから専用の器具を入れて線維柱帯を焼くものです。ただしこの手術にはライセンスが必要で、実施している病院は限られています。このような線維柱帯を焼く器具は、新しいものが続々と開発されています。

MIGSにはマイクロステントを線維柱帯に埋め込む方法もあります。ステントとは液体が流れる道を確保するための金属製の筒のことで、心臓の冠状動脈などに

MIGSの特徴

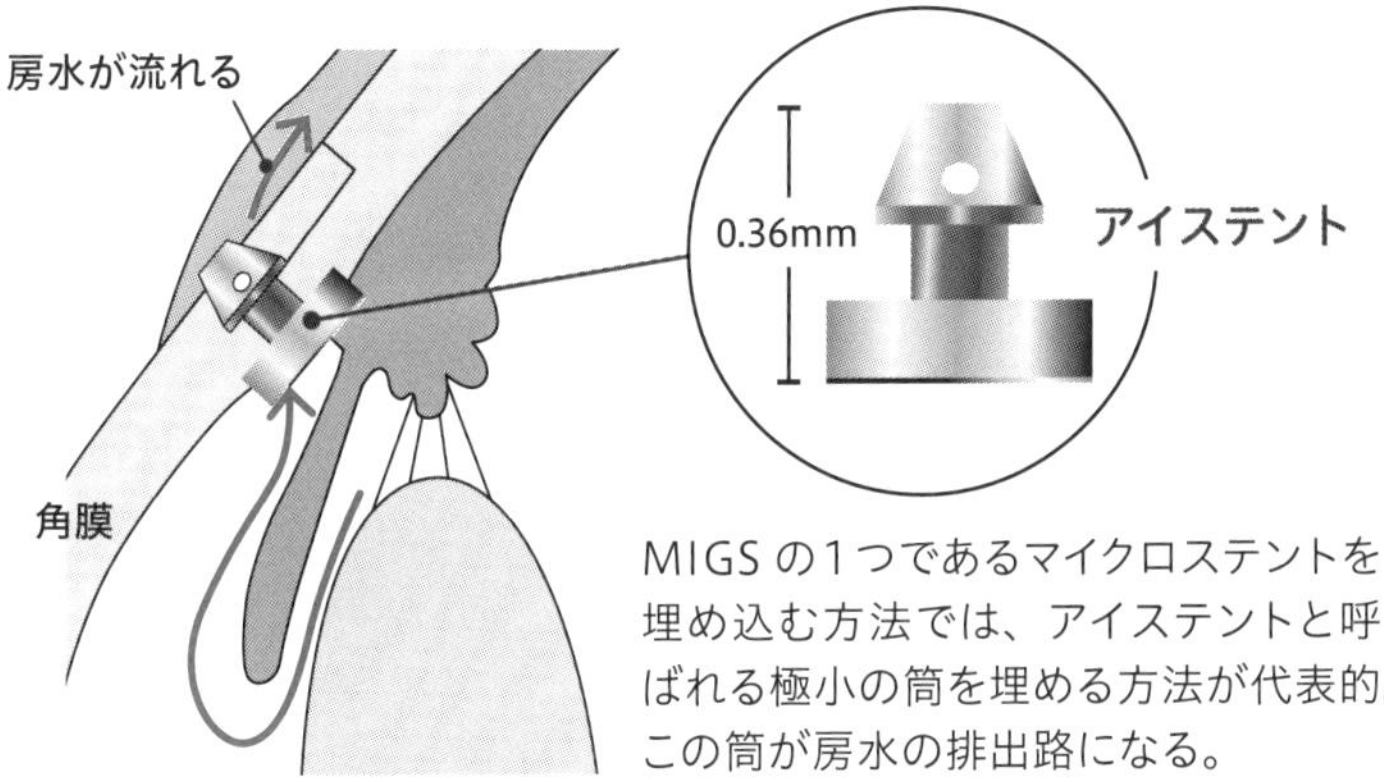

MIGSの１つであるマイクロステントを埋め込む方法では、アイステントと呼ばれる極小の筒を埋める方法が代表的。この筒が房水の排出路になる。

入れるものがよく知られていると思います。緑内障の治療で使われる代表的なステントのアイステント（iStent）は長さ０・36㎜という小ささです。これを専用の針で線維柱帯に埋め込み、房水の排出路を確保します。このアイステントの手術は、白内障の手術といっしょに行った場合のみ公的医療保険の対象になります。

ＭＩＧＳの眼圧を下げる効果は、従来の手術より限定的です。したがってＭＩＧＳは、視野の欠けなどの症状が軽い人が対象になります。

【手術療法】難治性の緑内障を対象とする最後の手段

目の中にチューブを入れて房水を排出する

従来の手術では眼圧が下がらない難治性の緑内障には、最後の手段として、チューブを眼球内に置いて房水を眼球の外に排出するチューブシャント手術を行うことがあります。最後の手段と言われる理由は、手術が大掛かりだからです。そのため実施している病院は大学病院の眼科などに限られます。

チューブには現在、バルベルト緑内障インプラントと、アーメド緑内障インプラントがあります。それぞれ形は違いますが、チューブとプレートで構成されていて、チューブの先を眼球内に入れ、プレートを眼球の外に置き、房水を外に排出するしくみになっています。切開術などより穴がふさがるリスクが低いのが利点です。

これに似た方法に、ステンレス製のチューブを眼球に差し込み、房水を外に排出するエクスプレスと呼ばれる手術もあります。

チューブシャント手術＆エクスプレスの特徴

チューブシャント手術

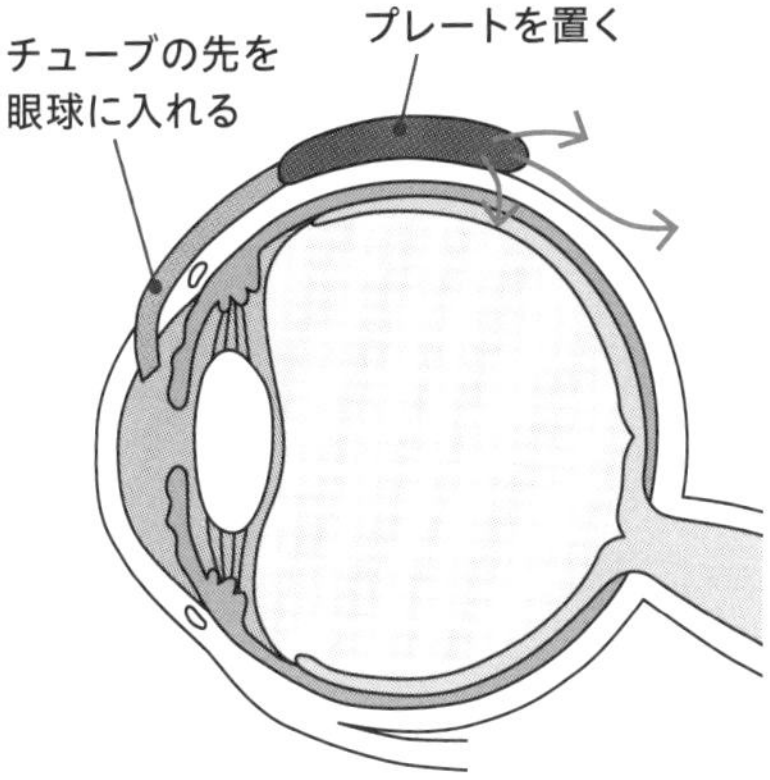

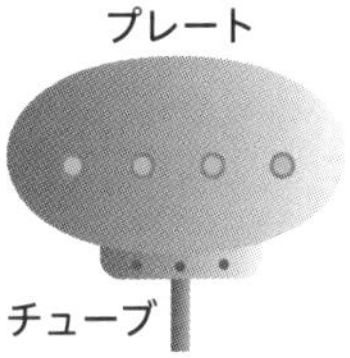

チューブにはバルベルトとアーメドの２種類がある。

チューブの先を眼球内に入れ、プレートを眼球の外に固定する。房水はプレートから外に出る。

エクスプレス

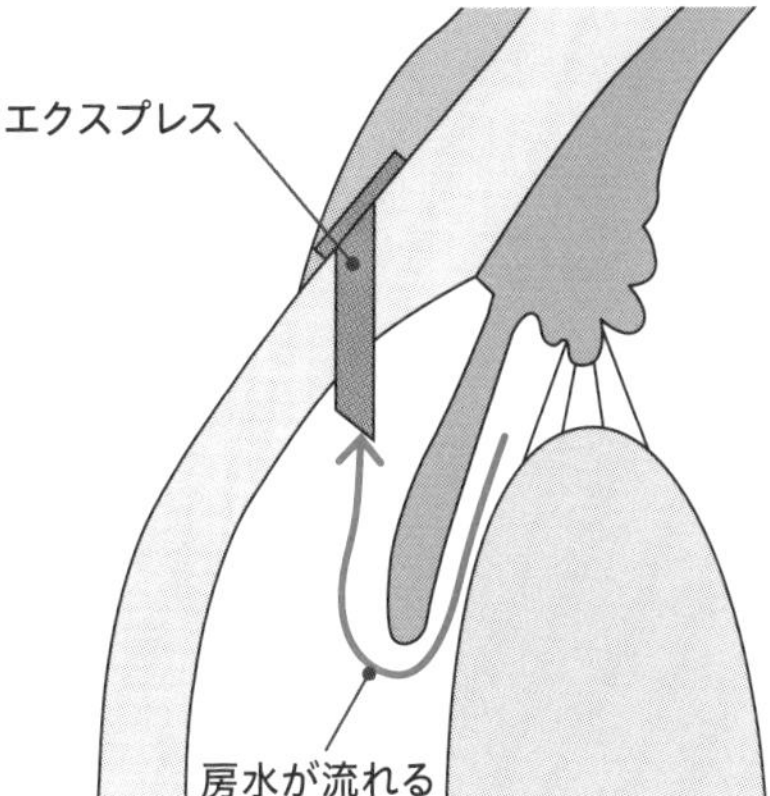

強膜と結膜を小さく剝がし、エクスプレスというステンレス製のチューブを前眼房に差し込む。房水はチューブを通って眼球外に出る。

術後は眼圧コントロールが必須

点眼と定期的な通院は継続する

眼圧を下げる効果の出方や合併症の起きやすさなどは、治療法によって違いますが、レーザー治療や手術の後は、定期的に通院し、感染や出血、炎症などが起きていないか、眼圧はどの程度下がっているかのチェックは必要です。**一度は眼圧が下がっても、房水の排水路が再びふさがってしまい、眼圧が上がってくることがあるので、定期的なチェックは欠かせません。**また、レーザー治療や手術を受けた後も、点眼薬による眼圧のコントロールは続ける必要があります。

主なレーザー治療と手術後の症状や対処を表にまとめました。レーザー治療や手術を受ける場合は、その内容と術後のリスクを十分に理解して、術後も主治医といっしょに治療に取り組んでいく姿勢を忘れないようにしましょう。

治療別適応疾患と術後の症状

レーザー治療

治療法	選択的レーザー線維柱帯形成術（SLT）	レーザー虹彩切開術（LI）
適応疾患	・原発開放隅角緑内障 ・正常眼圧緑内障	・原発閉塞隅角緑内障 ・急性緑内障発作
術後に起こる可能性がある症状	・時間の経過とともに効果が薄れ、徐々に眼圧が上がる	・虹彩に開けた穴がふさがる
対処法	・点眼治療 ・再度 SLT を行う ・手術	・再度 LI を行う

手術

治療法	トラベクレクトミー（線維柱帯切除術）	トラベクロトミー（線維柱帯切開術）
適応疾患	・原発開放隅角緑内障 ・正常眼圧緑内障 ・続発緑内障	・原発開放隅角緑内障
術後に起こる可能性がある症状	・眼圧が下がらない ・目の充血 ・白内障の発症	・血液が混ざった房水が逆流
対処法	・縫合した糸を切るなどして調節 ・点眼など	・再手術 ・洗浄など

緑内障発作を防ぐ目的で行う白内障手術

厚くなった水晶体を薄いレンズに入れ替えて眼圧の上昇を防ぐ

緑内障の進行や急性緑内障発作の発症を予防するため、白内障の手術を行うことがあります。緑内障と白内障はまったく別の病気ですが、白内障が緑内障に影響することがあるのです。

白内障は加齢などが原因で、水晶体が白く濁って見えにくくなる病気です（P.214参照）。白内障になった水晶体は硬く厚くなっていて、それが虹彩を前に押して、隅角を狭くしてしまうのです。白内障の手術では、濁ってしまった水晶体を取り出し、クリアな眼内レンズを入れます。これで視界がクリアになるわけですが、それだけでなく、眼内レンズは薄いため虹彩への圧迫が取れ、隅角が広がる効果があるのです。眼圧を下げる効果は緑内障の手術に比べると低いものの、白内障が進んできた人には意味のある治療法と言えます。

白内障手術のしくみ

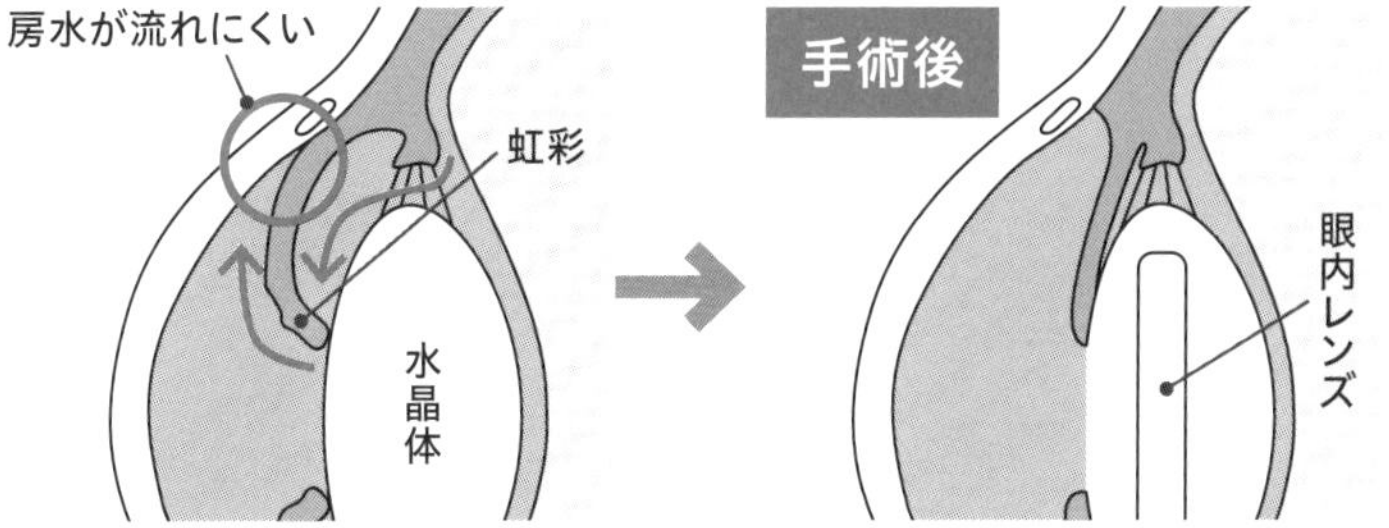

白内障になった水晶体は硬く厚くなっていて、虹彩を前方に押して、隅角を狭くする。

水晶体の代わりに入れる眼内レンズは薄いので、虹彩への圧迫が取れて隅角が広がる。

白内障の手術は、開放隅角緑内障の人も対象になりますが、特に急性緑内障発作を起こす危険性が高い原発閉塞隅角緑内障の人にすすめたい手術です。急性緑内障発作は、何かのきっかけで隅角が完全にふさがってしまい、眼圧が急上昇して激しい目の痛みや頭痛などの症状があらわれるもので、速やかに適切な治療を行わないと失明する可能性があります。そんな状態に陥るのを防ぐため、発作の要因になりうる白内障を治療しておくことは有意義なことです。

白内障の手術は、日帰りまたは1泊程度の入院で、3割負担の人で片目4万5千円程度で受けられます。

COLUMN 5

「手術＝すぐよくなる」は勘違い

一般的に手術というと、悪いところを切除して病気を治す方法で、体にメスを入れることによるリスクはあるものの、完治するには必要なこと、というイメージがあると思います。しかし緑内障の手術は少し違います。緑内障手術の目的は眼圧を下げることで、起きてしまった視野障害を元通りにすることはできません。さらには、手術をしても眼圧がうまく下がらないこともあります。ですから緑内障の場合、「手術をすれば治るんだ！」というイメージは、残念ながら勘違いなのです。

医師が手術を提案するのは、緊急事態か、ほかの治療法では緑内障の進行を抑え切れないとき。選択肢が複数ある場合もあり、決断に迷うかもしれません。メリットとデメリットを確認して、納得できる治療法を選んでください。

第6章

緑内障の症例報告

【主な8つのケース】

緑内障の発見や症状、治療経過はさまざま

いろいろな症例から早期発見・治療継続の大切さを知ってほしい

ここからは緑内障患者さんのさまざまなケースを紹介します。緑内障にはいくつものタイプがあります。治療法も、点眼薬を基本として、レーザー治療や手術があり、さらには治療効果や症状の経過も人それぞれです。これらのケースの中に、ご自分の治療への取り組みの参考になることがきっとあるはずです。

紹介する症例は、正常眼圧緑内障の人や、急性緑内障発作を起こした人など、緑内障のタイプや年齢、経過が違うケースを選びました（個人情報の一部を改変しています）。

緑内障と診断されるきっかけとしては、人間ドックなどで眼底の異常を指摘された人や、いきなり急性緑内障発作を起こした人、糖尿病を治療する経過の中で緑内障になった人、飛蚊症という網膜剥離などでよく見られる症状が緑内障発見につな

がった人などのケースを紹介しています。**これらのケースからは、やはり40歳以上などある程度の年代になったら、定期的に眼科で検査を受け、緑内障の早期発見に努めることが大切であることがわかっていただけるでしょう。**

点眼薬による治療をしっかり続けることで眼圧をコントロールでき、視野障害もそれほど進まずに経過観察を続けている人がいる一方で、点眼薬による治療を続けていても眼圧が下がらず、視野障害が進んでレーザー治療や手術が必要になった人もいます。レーザー治療や手術も、眼圧や視野障害の状態、年齢や生活習慣などによって選択が変わる場合があることもわかると思います。

また視野障害が進んでしまい、ロービジョン外来（視覚障害をもつ人のための支援外来）を受診し、身体障害者手帳を取得したケースは、必要な支援を受けることの大切さを教えてくれます。

緑内障の治療は一生続きます。定期的に通院し、一度も忘れずに点眼し続けるなんて大変だと思われる人も多いかもしれません。でも視力を維持したいという気持ちを持って、**主治医といっしょに、家族や周りの人たちの力も借りながら、納得のいく形で治療に取り組んでください。**

症例①

【原発開放隅角緑内障】

視神経乳頭陥凹拡大から緑内障を発症

Mさん（42歳・男性）

症例①は正常眼圧緑内障のケースです。人間ドックで視神経乳頭陥凹拡大と指摘された後もすぐに受診せず、数年放置し、コンタクトレンズ作成のため当院を受診されました。眼圧は左右とも正常範囲ですが、視野検査によるＭＤ値から、右目には初期の、左目には中期の視野障害があることがわかりました。**緑内障は両目に起こる病気ですが、視神経の状態や視野障害などは左右差があるのが一般的です。**

点眼薬（エイベリス）の使用を開始し、定期的に眼圧のチェックや視野検査などを行って経過を見ています。眼圧は安定しており、半年後の視野検査やＯＣＴ検査で大きな変化はなく、同じ点眼薬の使用を続けています。視野障害は、２～３年経過を見ないと変化が見えてこないことも少なくありません。緑内障の治療は長期戦ですから、検査データに一喜一憂せず、じっくり取り組むことが大切です。

コンタクトレンズ外来で緑内障と診断

年齢・性別	病名
42歳・男性	原発開放隅角緑内障／正常眼圧緑内障

2020年3月	眼圧	（右）15㎜Hg	（左）13㎜Hg
	MD値	（右）−3.08dB	（左）−10.12dB
	視力	（右）1.2（矯正視力）	（左）1.2（矯正視力）
	コンタクトレンズ作成のため来院。以前健康診断で視神経乳頭陥凹拡大と指摘されたことがあるとのことで、緑内障専門医の診察となる。右目は初期、左目は中期視野障害。点眼薬エイベリス開始。		
2020年4月	眼圧	（右）13㎜Hg	（左）12㎜Hg
	視力	（右）1.2（矯正視力）	（左）1.2（矯正視力）
	点眼を継続。眼圧安定。		
2020年10月	眼圧	（右）12㎜Hg	（左）12㎜Hg
	MD値	（右）−3.39dB	（左）−10.83dB
	視力	（右）1.2（矯正視力）	（左）1.2（矯正視力）
	視野検査、OCT検査に変化なし。点眼を継続中。		

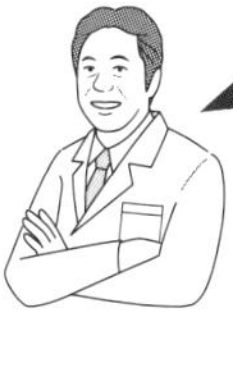

MD値とは視野の欠け具合をあらわす数値です。マイナスの数値が大きくなるほど視野欠損の範囲が大きくなります。-6までが初期、-12までが中期、-12を超えたら後期です（P.81参照）。視野は視界の上側や鼻側から欠けることが多く、生活に支障が出ないため中期まで進行しても気づかなかったと考えられます。

症例②

【原発開放隅角緑内障】

繰り返し行った手術も効果なく、視力障害が進行

Tさん（65歳・男性）

原発開放隅角緑内障で、点眼治療に加え、レーザー治療と手術を繰り返し実施したものの、視力障害が進み、身体障害者手帳1級を取得するに至ったケースです。ほかの病院で点眼薬とレーザーによる治療を行っていたものの、緑内障が進行し、紹介で当院を受診されました。点眼と内服で経過を見ましたが、眼圧がうまく下がらず、手段は手術のみとなりました。術後、5年ほどは落ち着いていたものの、再び眼圧が上昇し、見えにくさを訴えるようになりました。**その後も何度か手術をしましたが、眼圧は下がらず視力が低下、特に右目は目の前で手を動かすのがわかるかを調べる手動弁の状態から、やがて光だけがわかる光覚弁にまで進行しました。**患者さんには、ロービジョン外来の受診や、障害年金・身体障害者手帳の申請などを提案し、身体障害者手帳1級を取得されました。

視力低下が進み、ロービジョン外来を受診

年齢・性別	病名
65歳・男性	原発開放隅角緑内障

2011年6月	眼圧	（右）28㎜Hg	（左）18㎜Hg
	視力	（右）0.15	（左）0.05
	他院で緑内障治療していたが、視力低下が進行して当院を受診。左目は弱視。点眼薬（コソプト、ルミガン）、内服薬（ダイアモックス）使用。SLT 施行済み。同年９月、右目にトラベクレクトミー施行。		
2016年5月	眼圧	（右）35㎜Hg	（左）16㎜Hg
	視力	（右）0.04	（左）−
	前月に全体的な見えにくさあり。点眼薬をアイファガンとグラナテックに変更。右目ブレブ（房水の流れる道）癒着のため、２週間後に剝離。その後も何度か手術を施行。６月の右眼圧は 28㎜Hg。		
2017年2月	ロービジョン外来を受診。仕事は退職、身体障害者手帳の申請を検討。以降、ロービジョン外来受診とソーシャルワーカーとの面談等で、同年７月～ 11 月、身体障害者手帳１級、障害年金１級を取得。		
2018年4月	眼圧	（右）29㎜Hg	（左）13㎜Hg
	視力	（右）眼前手動弁	（左）0.1（矯正視力）
	右眼内レンズで、手動弁（±）となる。以降、眼圧は 25 ～ 28㎜Hg で推移。		
2021年2月	眼圧	（右）28㎜Hg	（左）14㎜Hg
	視力	（右）光覚弁	（左）0.09（矯正視力）
	この頃から視力障害が進んで光覚弁（+）となる。この後、右目の眼圧は 23 ～ 28㎜Hg 程度で推移したものの、2022 年 10 月、37㎜Hg となる。左目は眼圧、視力ともに大きな変化なし。		

症例③

【原発開放隅角緑内障】

点眼薬の効果がなく手術で眼圧が正常に

Sさん（63歳・女性）

原発開放隅角緑内障で、点眼薬の効果が見られず視野障害が進んだため手術を行ったケースです。初めは一般外来で緑内障の治療も行っており、視野障害が徐々に進むにつれて点眼薬の種類も増えたようで、緑内障外来を受診したときは4種類の点眼薬を使っていました。眼圧は正常の範囲内でしたが、この人にとって最適な眼圧はもっと低いと考えられ、点眼薬だけでは視野障害の進行が止まりませんでした。**患者さんには、点眼薬以外にも内服薬やレーザー治療、手術の選択肢があることを伝え、それぞれのメリットとデメリットを説明しました。その結果、一番効果が高いと考えられる手術を選択されました。**

視野障害が進んでいた左目のみ手術を行い、術後眼圧が十分に低下し、視野障害の悪化は見られませんでした。右目は引き続き点眼薬で治療を継続しています。

手術の選択が功を奏し、点眼を継続中

年齢・性別	病名
63歳・女性	原発開放隅角緑内障

2020年10月	眼圧	（右）16㎜Hg	（左）16㎜Hg
	MD 値	（右）−3.52dB	（左）−9.79dB
	定期的に当院一般外来を受診、点眼薬にて治療していたが、左目の視野障害が進行、緑内障専門外来を受診。点眼薬は４種類（グラナテック、エイゾプト、アイファガン、デュオトラバ）使用。		
2021年1月	眼圧	（右）16㎜Hg	（左）16㎜Hg
	視野障害が悪化、手術について医師から説明。２カ月後に左目にトラベクレクトミーを予定。		
2021年3月	眼圧	（右）17㎜Hg	（左）19㎜Hg
	術後眼圧	（右）15㎜Hg	（左）10㎜Hg
	入院し、左目にトラベクレクトミー施行。術後（翌日）左目の眼圧良好。１週間後退院。４月に受診、左眼圧は９㎜Hg。		
2021年7月	眼圧	（右）11㎜Hg	（左）10㎜Hg
	MD 値	（右）−3.18dB	（左）−9.94dB
	緑内障外来受診、術後の経過良好。右目は引き続き点眼薬で治療中。		

症例④【原発閉塞隅角緑内障】

緑内障・白内障手術を同時に行い、眼圧が安定

Oさん（75歳・女性）

原発閉塞隅角緑内障で、かかりつけ医で点眼薬での治療を行っていたケースです。左目の視野障害が進み、当院を紹介されて受診されました。手術も選択肢に入れつつ、点眼薬や内服での治療を行っていましたが、肝機能の数値が悪化したため内服薬は中止し、点眼薬を変更・追加するなどして経過を見ていました。

当初、ご本人は、手術には消極的で、医師も強くすすめることはしませんでした。眼圧がやや高く、手術しかない状況になったため、ご本人にその旨を説明し、検討していただきました。

そして左目の緑内障手術と白内障手術を同時に実施しました。**術後左目の眼圧は安定しており、ご本人も手術をしてよかったとおっしゃっていました。**現在も通院で経過観察を続けており、いずれ右目も手術を検討することになっています。

術後、眼圧が安定。反対の目の手術も検討

年齢・性別	病名
75歳・女性	原発閉塞隅角緑内障

<table>
<tr><td rowspan="4">2020年
7月</td><td>眼圧</td><td>（右）17㎜Hg</td><td>（左）17㎜Hg</td></tr>
<tr><td>MD値</td><td>（右）0.03dB</td><td>（左）−8.57dB</td></tr>
<tr><td>視力</td><td>（右）1.2（矯正視力）</td><td>（左）0.9（矯正不能）</td></tr>
<tr><td colspan="3">2005年から点眼治療中。両眼にコソプトとキサラタン、左目にグラナテック、デタントール使用。左目の視野障害が進行、ダイアモックス内服薬を追加。手術も視野に検討することになった。</td></tr>
<tr><td rowspan="3">2020年
11月</td><td>眼圧</td><td>（右）20㎜Hg</td><td>（左）20㎜Hg</td></tr>
<tr><td>視力</td><td>（右）1.2（矯正視力）</td><td>（左）0.9（矯正不能）</td></tr>
<tr><td colspan="3">肝機能の数値が悪化したため、ダイアモックス内服薬は中止。同年12月受診時、眼圧は両目とも19㎜Hg、視野障害が進行しており、左にアイファガンを追加。</td></tr>
<tr><td rowspan="4">2021年
2月</td><td>眼圧</td><td>（右）21㎜Hg</td><td>（左）19㎜Hg</td></tr>
<tr><td>MD値</td><td>（右）−0.87dB</td><td>（左）−8.49dB</td></tr>
<tr><td>視力</td><td>（右）1.2（矯正視力）</td><td>（左）0.8（矯正不能）</td></tr>
<tr><td colspan="3">両目とも眼圧が高く、医師から手術を提案。検討してもらい、翌3月、左目の緑内障手術と白内障手術を2カ月後に行うことに決定。</td></tr>
<tr><td rowspan="3">2021年
5月</td><td>眼圧</td><td>（右）18㎜Hg</td><td>（左）18㎜Hg</td></tr>
<tr><td>術後眼圧</td><td>（右）19㎜Hg</td><td>（左）9㎜Hg</td></tr>
<tr><td colspan="3">左緑内障手術（トラベクレクトミー）と白内障手術施行。術後1週間後の左目の眼圧良好で退院。</td></tr>
<tr><td rowspan="4">2021年
8月</td><td>眼圧</td><td>（右）17㎜Hg</td><td>（左）12㎜Hg</td></tr>
<tr><td>MD値</td><td>（右）−4.07dB</td><td>（左）−11.28dB</td></tr>
<tr><td>視力</td><td>（右）1.2（矯正視力）</td><td>（左）0.9（眼内レンズ）</td></tr>
<tr><td colspan="3">術後3カ月時点で左目の眼圧安定。その後も左目の眼圧は安定傾向で、通院で経過観察を続け、いずれ右目も手術を検討することになった。</td></tr>
</table>

症例⑤

【急性緑内障発作】

片目に突然眼痛が起こり、レーザー治療・点滴で眼圧低下

Nさん（52歳・女性）

急な眼痛と頭痛で近医を受診し、急性緑内障発作であることがわかって当院を紹介されたケースです。**つまりご本人も緑内障であることは知らなかったのです。**検査の結果、**両目狭隅角で、右目の眼圧が高く、早急に眼圧を下げる必要がありました。**そこで、その日に右目にＬＩ（レーザー虹彩切開術：Ｐ．１７６参照）を行い、点滴や点眼治療で眼圧を12㎜Hgにまで下げることができました。片目に急性緑内障発作が起きた場合、もう片方にも起こる可能性が高いので、後日左目もＬＩを行いました。**術後、点眼治療と定期的な受診を継続し、両目ともに眼圧は安定しています。**急性緑内障発作のリスクがあるとわかっていれば、予防策を講じることができますし、突然の目の痛みにも適切な対処ができます。その意味でも、眼科ドックなどで定期的に目の健康チェックを行うことは重要なことです。

急な眼痛・頭痛で緑内障と診断

年齢・性別	病名
52歳・女性	急性緑内障発作

2021年 1月	眼圧	（右）50mmHg	（左）20mmHg
	眼痛と頭痛あり、近医で右目に緑内障発作と診断、紹介で当院受診。右目 LI 施行。点滴と点眼で右目の眼圧を 12mmHg まで下げる。その後、左目も予防的に LI 施行。		
2021年 2月～4月	２月眼圧	（右）20mmHg	（左）13mmHg
	３月眼圧	（右）13mmHg	（左）13mmHg
	４月眼圧	（右）10mmHg	（左）13mmHg
	術後、右目の痛みやかすみ、赤みあるが、点眼を継続。両目とも眼圧が下がる。引き続き点眼治療を継続している。		

急性緑内障発作が両目同時に起こるのはまれ

突然、目や頭の痛み、吐き気などが出る急性緑内障発作。発作を判断する指標の１つに「両目同時に起こることはほぼない」ということがあります。また、急性緑内障発作を起こした目は眼圧が急激に高くなるため、眼球がカチカチに硬くなります。突然、頭痛や眼痛が出て、何科の病院を受診すればいいか迷ったときは、まぶたの上から眼球を触ってみましょう。左右で硬さが違う、片目だけ眼球が硬いといったことがあれば、眼科受診の検討を。

症例⑥

【新生血管緑内障】

糖尿病が原因で眼圧上昇。手術やレーザー治療を繰り返し眼圧安定

Rさん（50歳・男性）

2～3週間前から視力低下を感じていて受診されたケースです。糖尿病網膜症からの新生血管緑内障であることがわかりました。

新生血管が引いて眼圧が下がるのを期待して、網膜にレーザーを当てて凝固させる網膜光凝固術を両目とも行い、さらに点眼薬や内服も最大限に使いましたが眼圧はなかなか下がりませんでした。そこで、まず眼圧が高い右目にエクスプレスと呼ばれる小さい器具を差し込む手術（P．186参照）を実施、さらに眼圧が上昇してきた左目にも同様の手術をしました。術後しばらくの間は眼圧も安定していましたが、再び上昇。レーザー治療などを繰り返し、現在状態は安定しています。

糖尿病治療で通院している人は網膜症や緑内障の定期的なチェックを欠かさないことが本当に大切です。

糖尿病網膜症から新生血管緑内障を発症

年齢・性別	病名
50歳・男性	新生血管緑内障／糖尿病網膜症

2020年10月	眼圧	（右）43㎜Hg	（左）28㎜Hg
	視力	（右）手動弁	（左）0.1
	２～３週間前から右目の視力低下を自覚していた。初診の翌日に右目に網膜光凝固術、１週間後に再度右目、２週間後に両目網膜光凝固術施行。右目眼圧40㎜Hg。その後もレーザー治療と点眼するも眼圧下がらず、緑内障外来受診。		
2020年11月	眼圧	（右）23㎜Hg	（左）13㎜Hg
	視力	（右）0.3（矯正視力）	（左）0.8（矯正視力）
	緑内障外来受診。右目はエクスプレス施行予定とした。		
2021年1月	右目にエクスプレス施行。術後右目の眼圧は７～10㎜Hgで経過良好。翌２月受診時、右目は眼圧12㎜Hgと良好だが、左目が22㎜Hgと高い。点眼薬継続して経過観察とする。		
2021年3月	眼圧	（右）12㎜Hg	（左）27㎜Hg →再測定で56㎜Hg
	右目は術後の経過良好。左目の眼圧が高くなったため、左目もエクスプレス施行。術後、左眼圧14㎜Hg以下で安定。		
2021年7月	眼圧	（右）22㎜Hg	（左）34㎜Hg
	霧視がひどく来院。左目に網膜光凝固術施行。その後も眼圧が高く、左目にブレブ剝離施行。術後眼圧下がるが、その後もたびたび眼圧が上がり、レーザー治療を複数回施行。2023年２月、眼圧は左右とも10㎜Hgで安定。		

症例⑦【正常眼圧緑内障】

飛蚊症をきっかけに緑内障と診断。点眼継続で経過観察中

Kさん（33歳・女性）

目の前に小さい虫が飛んでいるように見える飛蚊症があらわれたため、近くの眼科を受診、緑内障を指摘され、詳しい検査や治療のため当院を受診されたケースです。もともと近視のため網膜剥離の可能性もありましたが、検査の結果、診断は正常眼圧緑内障で、軽度の視野障害がありましたが、視野の異常は自覚されていませんでした。**自覚症状がなく眼科検診を受ける年齢でもないので、飛蚊症が緑内障の早期発見につながり、幸運な事例です。**

点眼薬は、若い女性ということもあり、まぶたが黒くなる、目がくぼむなどの副作用がないエイベリスで開始しましたが、にじむ感じがするとのことで、キサラタンに変更しました。現状、眼圧は安定しています。点眼薬の重要性を理解し、点眼を続けてくださったので、治療の成功例と言えます。

軽度の視野障害があっても異常の自覚はなし

年齢・性別	病名
33歳・女性	正常眼圧緑内障

2021年9月	眼圧	（右）16㎜Hg	（左）16㎜Hg
	視力	（右）0.08（1.2：矯正視力）	（左）0.07（1.2：矯正視力）
	飛蚊症があり、近所の眼科を受診、緑内障との説明を受け、詳しいことを知るため当院を受診。		
2022年5月	眼圧	（右）16㎜Hg	（左）16㎜Hg
	MD値	（右）−0.74dB	（左）−1.77dB
	視力	（右）1.2（矯正視力）	（左）1.2（矯正視力）
	緑内障点眼薬（エイベリス）開始。		
2022年7月	眼圧	（右）15㎜Hg	（左）15㎜Hg
	視力	（右）1.2（矯正視力）	（左）1.2（矯正視力）
	にじむ感じがするとのことで、点眼薬をキサラタンに変更。		
2022年8月	眼圧	（右）14㎜Hg	（左）14㎜Hg
	視力	（右）1.2（矯正視力）	（左）1.2（矯正視力）
	眼圧は安定しており、点眼を継続中。		

症例⑧

【ステロイド緑内障】

ステロイド点眼薬を過剰に使い眼圧上昇

Sさん（31歳・女性）

ステロイド薬が緑内障を引き起こしたケースです。アレルギー性結膜炎があり、抗アレルギー点眼薬とステロイド点眼薬を処方されており、目のかゆみがひどくて過剰に点眼していたようです。見えにくさを自覚して当院を受診、検査の結果、視野狭窄と眼圧の上昇が見られ、ステロイド緑内障と診断しました。

ステロイド薬は中止したものの、点眼薬だけでは眼圧は下がらず、視野障害の進行を止めるには手術が必要ということになりました。術後に視野障害が悪くなるリスクがあることも説明し、その後家族の同意もあり、左目→右目の順にトラベクロトミーを行いました。術後眼圧は安定し、身体障害者手帳2級を取得されました。

ステロイド薬は効果の高い薬ですが、使うときは用量や使用方法を守り、眼圧上昇などの副作用が出ていないか、定期的にチェックすることが大切です。

ステロイド薬は用法・用量を守ることが大切

年齢・性別	病名
31歳・女性	ステロイド緑内障

2003年5月	眼圧	（右）36mmHg	（左）36mmHg
	視力	（右）0.03（0.1：矯正視力）	（左）0.01（0.05：矯正視力）
	アレルギー性結膜炎があり、抗アレルギー点眼薬、ステロイド点眼薬を使用。頻回に使っていた。見えにくさがあって当院受診。視野狭窄もありステロイド緑内障と診断。		
2003年7月	術後眼圧	（右）3～20mmHg	（左）2～19mmHg
	術後視力	（右）0.08	（左）0.1
	患者・家族の同意あり、左→右の順にトラベクロトミーを施行。身体障害者手帳２級取得。		

視力は落ちても、生活の質は落とさない工夫を

強度の視覚障害がある場合は、基準を満たしていれば身体障害者手帳を申請できます。手帳があると、税金の減免や医療費助成、交通機関の割引などといった公的なサービスを受けられるようになります。また、視覚障害によって日常生活に不自由のある人は、生活の質向上のための「ロービジョンケア」という支援を受けられます。ロービジョンケアを希望される場合は、治療を受けている眼科にまずは相談しましょう。

ロービジョンケアの詳しい情報はコチラ▶

COLUMN 6

誰かの体験談は「その人」の体験談として読む

本章では重度のケースも含め、8つの症例を紹介しました。不安をあおるためではなく、多くの読者の参考になる点がたくさんあると思ったからです。緑内障の経過は十人十色です。自分と似ていると思っても、同じ経過を辿るとは限りません。最近ではインターネットで情報を集める人も多いでしょう。治療がうまくいった場合も、治療がうまくいかず失明してしまった場合もあります。

最近では緑内障患者さんが治療経過などをSNSなどで公開されています。治療のメリット、デメリットなど情報を収集するとともに、わからないことはかかりつけ医に聞き、不安を解消していきましょう。

第7章

加齢に伴う目の変化

【知っておきたい目の病気】

白内障は目の水晶体が濁って視力が低下する病気

生活習慣の改善で予防できる

白内障は、レンズの役割をする水晶体が白く濁る病気です。水晶体の中身は65％が水、残りがたんぱく質などの成分で、このたんぱく質の酸化・変性や、水分の減少が濁りを引き起こします。白内障の多くは加齢が原因の加齢性白内障です。ほかに糖尿病やアレルギー疾患などの病気で起こる併発白内障や、先天的なもの、外傷やある種の薬物によるものなどがあります。**水晶体の濁りは、50代では約半数に、60代で6割、70代で7割に、80代以上になるとほとんどの人に見られるようになります。**また、加齢性白内障の場合、水晶体の周辺から濁ってくることが多く、中心部に濁りがないと見えにくさに気づかないことも少なくありません。

白内障は治すことはできませんが、進行を遅らせたり、予防はある程度可能です。また、水晶体を取り除いてレンズを入れる手術で視力を回復させることができます。

水晶体のたんぱく質が変性する

目の状態

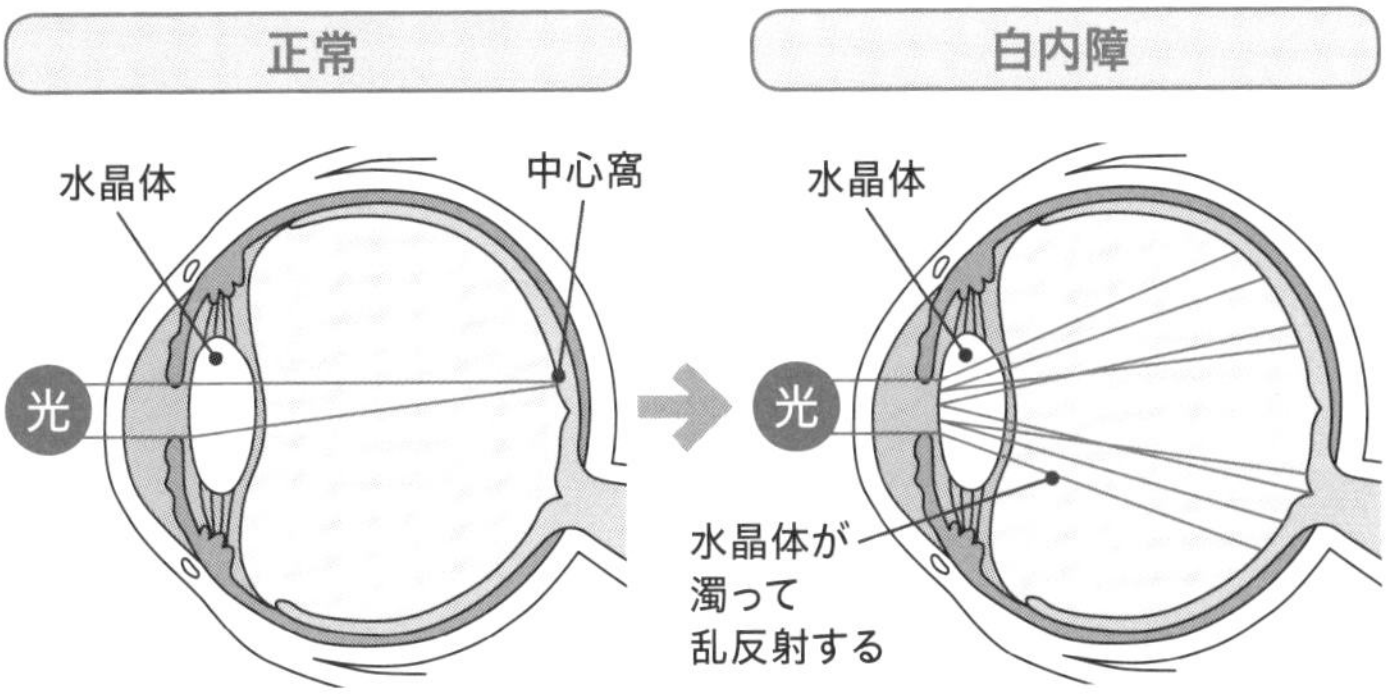

水晶体のたんぱく質が変性して白く濁る。すると光が乱反射して網膜に像を結べなくなる。

老化以外の原因

ほかの病気が原因となるもの

糖尿病白内障
高血糖状態により、水晶体内に濁りの原因となるソルビトールができる。

アトピー性白内障
かゆみで顔をたたくことや、ステロイド薬の使用が主な原因。

ぶどう膜炎
ぶどう膜（虹彩・毛様体・脈絡膜）の炎症が続くと白内障になることがある。

その他

薬による白内障
ステロイド薬や、緑内障の薬のピロカルピンの長期使用によるもの。

外傷による白内障
目や周囲を強くこする、強く打ち付けるなどの衝撃で起こるもの。

加齢黄斑変性はものがゆがんで見える病気

この10年で患者数が2倍に

網膜の中心部にある、ものを見るための視細胞が集中している黄斑部に何らかの変化が生じ、視野がゆがんだり欠けたりする病気が加齢黄斑変性です。

加齢黄斑変性は、萎縮型と滲出型に分けられます。萎縮型は網膜の組織が萎縮して視細胞が減ってしまうもので、進行がきわめてゆっくりなのが特徴です。滲出型は、網膜より外側の脈絡膜に新生血管ができてしまうのが原因で、もろく異常な血管が増えて網膜を押し上げることで視野がゆがんだり、血管が網膜色素上皮を突き抜けて出血することで視野が欠けたりするものです。萎縮型に比べて進行が速いのが特徴で、日本人にはこのタイプが多いと言われています。

視野がゆがむなどの症状が出る前に、網膜に老廃物が溜まったような前駆病変が見られることがあり、定期的な検査を行えば早期発見が可能です。

黄斑部に障害が起こる

目の状態

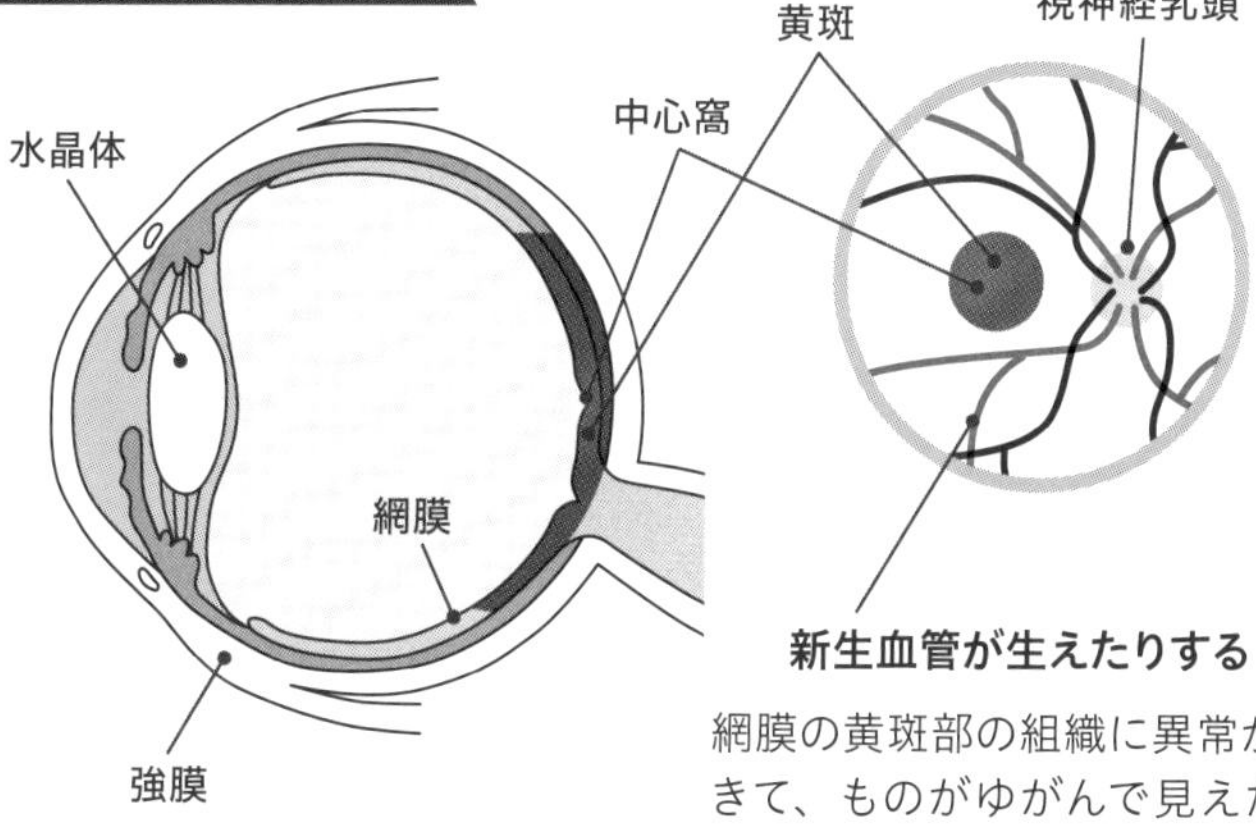

新生血管が生えたりする

網膜の黄斑部の組織に異常が起きて、ものがゆがんで見えたり視野が欠けたりする病気。

病気のタイプ

萎縮型

黄斑部の視細胞が徐々に減り、網膜が萎縮することで起こる。進行がきわめて遅い。

前駆病変

加齢黄斑変性になる前段階で、網膜に白い老廃物が溜まったような前駆病変が見える。

滲出型

脈絡膜にできた新生血管が、網膜色素上皮を押し上げたり突き破ったりして起こる。進行が速い。

進行はゆるやか

進行が遅いため、視力低下を年齢のせいと思って放置しがちなので注意。

滲出型が増加中

日本人に多いタイプ。2000年前後の10年間で２倍以上に増加。

網膜裂孔・網膜剥離は視野の欠けや視力が低下する病気

強度近視の人に多く、若い人にも発症する

網膜裂孔は、網膜に穴が開いたり、一部が裂けたりするものです。硝子体が萎縮することで起こるものと、硝子体と網膜が癒着して起こるものがあります。そして網膜剥離とは、文字通り網膜が剥がれてしまうもので、網膜裂孔が原因で起こるものと、裂孔がなく起こるものがあります。原因は加齢や強度近視、外傷などです。網膜剥離は男性に多く、20代の人と50代以降の人に多い傾向があります。

網膜剥離が起こると、視野の欠けや視力低下のほか、目の前に小さな虫が飛んでいるように見える飛蚊症、目を閉じても光が見える光視症といった症状があらわれます。網膜裂孔に対しては、裂けた部分をレーザーで焼いて固定します。網膜が剥離してしまった場合、眼球の外側から圧迫したり、硝子体を吸引したのち眼球の中にガスを入れて剥がれた網膜を壁に押しつけたりする手術を行います。

網膜に穴ができ、裂けることもある

裂孔と剥離の違い

網膜裂孔

網膜剥離

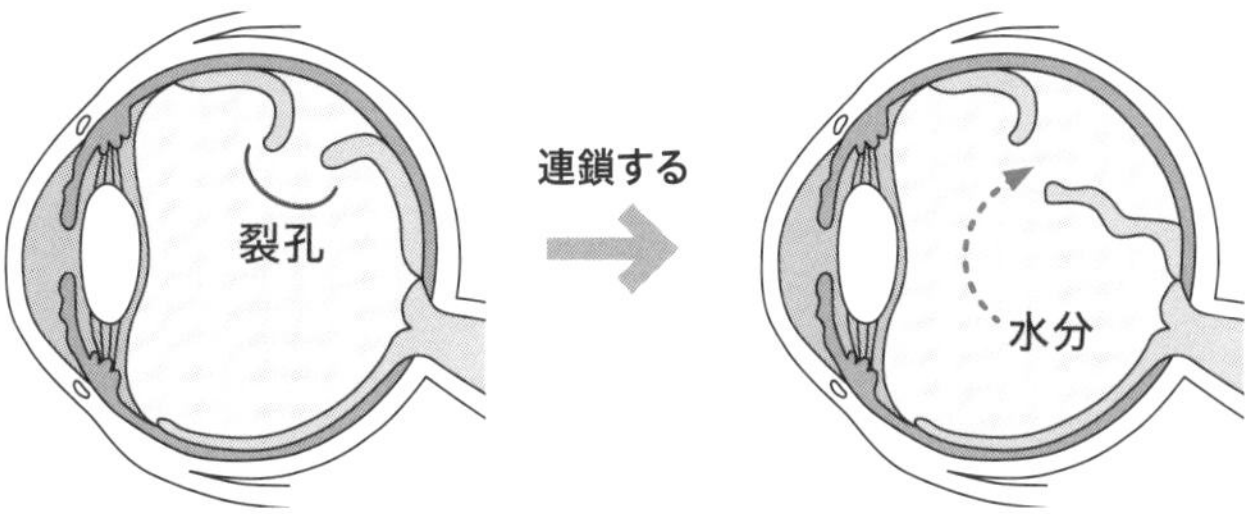

網膜が引っ張られて穴が開く

液化した硝子体が入り網膜が剝がれる

注意したい症状

- ☑ 視界に蚊が飛んでいるように見える飛蚊症
- ☑ 閃光が見える、閉眼しても光が見える光視症
- ☑ 視野に雲のようなものが浮いて見える
- ☑ 視野の一部が欠ける
- ☑ 視野全体がカーテンがかかったように暗い

↓

これらの症状があれば要注意

治療法

■レーザー

網膜に開いた穴の部分にレーザーを当てて焼きつける。外来で可能。

■バックリング

穴を電気などで凝固し、眼球の外からシリコンスポンジを当てて圧迫、穴がくっつくのを待つ。

■硝子体手術

眼圧を保ちつつ硝子体を吸引し、その後に眼球内にガスを充填し、網膜を壁に押しつける。

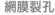

緑内障と間違いやすい脳の病気

くも膜下出血や脳出血、脳腫瘍など

緑内障の症状のいくつかは脳の病気と共通しています。そのため症状だけでは判断が難しく、診断や治療が遅れてしまうことがあります。

特に急に激しい眼痛と頭痛を生じる急性緑内障発作は、脳の病気と間違いやすい病気です。急な激しい頭痛は、くも膜下出血や脳出血のときにも起こる症状です。吐き気や嘔吐を伴うことがあり、これも共通した症状です。急性緑内障発作は迅速に適切な治療をしないと失明するリスクがありますし、くも膜下出血などは緊急治療を行わないと命に関わります。

いずれの場合も事を急ぐ必要がありますから、急に激しい頭痛に襲われたとき、眼科に行くべきか、脳神経科に行くべきか判断に迷うことがあるでしょう。実際、**頭痛が脳の病気によるものと思って脳神経科に行ったら緑内障だった、またはその**

逆のケースもめずらしいことではありません。ではどうすればよいでしょうか。頭痛だけでなく、意識障害や体の麻痺が生じた場合は、脳の病気が強く疑われるので、迷わず救急車を呼んでください。自分で電話をしたり、歩いて病院に行ったりするような余裕がないほど症状が激しい場合も救急車を呼びましょう。

もともと閉塞隅角緑内障の治療中で、急性緑内障発作が起こるリスクがあると言われている人は、急な頭痛が起きたらまず主治医や眼科に連絡し、症状を伝えて指示を仰ぐとよいでしょう。救急車を呼んだ場合も、救急隊や医師に緑内障があることを伝えると、診断の助けになります。

脳腫瘍も、ものが見えにくい、視野が欠けるといった症状があらわれることがあり、緑内障と間違いやすい病気です。腫瘍が視神経を圧迫する場所にできると、視野に異常が起こることがあるのです。視野の異常に気づいて眼科を受診し、原因を探った結果、脳腫瘍だったということもあります。

いずれにしても、眼科ドックなどで検査を受けて緑内障かどうかを知っておくことや、緑内障が脳の病気と間違いやすいことを理解しておくことは、急な頭痛などの症状に適切に対応するために大切なことです。

おわりに

緑内障であることを伝えると、「失明するのでしょうか……」と不安になられる人は少なくありません。たしかに、緑内障は治療をしないままでいると失明リスクの高い病気です。ですが、本書で伝えてきた通り、毎日の点眼薬を欠かさないだけで、そのリスクはぐんと下げることができます。

また、緑内障の再生医療に関する研究も進められています。遺伝子治療やiPS細胞を用いて、視神経を再生し、欠けた視野が復活する未来もそう遠くないでしょう。近年は、視覚障害がある人を支援するロービジョンケアも活発です。目の不自由な人の生活の質を向上させるスマートフォンアプリや最新技術の研究・開発も進んでいますし、実際に、視覚障害があっても、元気に働いている人もたくさんおられます。なので、緑内障が進行してしまった人も、どうか悲観的にならずに、今、ここからできることを実践してほしいのです。

まだ緑内障になっていないという人は、ぜひ定期的に眼科検診を受けてください。私自身も眼科ドックを毎年受けて、自分の目の状態をいつも確認しています。緑内障は、早期発見できれば失明を限りなく回避できる病気ですし、予防のために今日からできる目によい習慣もたくさんあります。

今、眼科医療の世界には、「アイフレイル」という言葉があります。これは加齢により目の機能が低下した状態のことです。視力が落ちたり、目の病気にかかったりすると社会参加の機会が減ります。外に出なくなるので、目以外の身体機能も低下し、うつの発症や認知機能の低下を引き起こします。そうして日常生活が制限されると、結果として健康寿命が短くなってしまいます。つまり、目の健康を維持することは、健康寿命を延ばすことにもつながるということです。

緑内障に限らず、目の状態はあなたの人生を大きく左右します。人生100年時代、一人でも多くの人が、「見える幸せ」を持ち続け、よりよい人生を送れるよう、我々眼科医もできる限りサポートしますので、いつでも相談してください。

［著者］

井上賢治（いのうえ・けんじ）

井上眼科病院院長。日本眼科学会認定眼科専門医。専門は緑内障。医学博士。日本眼科医会常任理事。東京都眼科医会副会長。日本ロービジョン学会理事。日本緑内障学会評議員。医療法人社団済安堂理事長。千葉大学医学部卒業。東京大学医学部大学院修了。142年（創立1881年）の歴史ある日本有数の眼科専門病院のトップとして、日々最善の治療の提供に力を注ぐ。また、系列のお茶の水・井上眼科クリニックではUD（ユニバーサルデザイン）を導入し、多くの人が使いやすい施設づくりを目指すかたわら、ライフワークとしてUDの普及に精力的に取り組んでいる。

［STAFF］

カバーデザイン／上坊菜々子
カバーイラスト／どいせな
本文デザイン／平田治久（NOVO）
本文イラスト／湯沢知子
写真／photo AC（P.12, 29, 57）
撮影／岡田ナツ子
執筆協力／鈴木泰子
編集協力／岡田直子（有限会社ヴュー企画）
校正／株式会社円水社
編集／三宅礼子

いちばん親切でくわしい緑内障の教科書

発行日　2023年12月10日　初版第1刷発行
　　　　2024年8月30日　　　第3刷発行

著　者　　井上賢治
発行者　　岸 達朗
発　行　　株式会社世界文化社
　　　　　〒102-8187　東京都千代田区九段北4-2-29
TEL　　　03-3262-5118（編集部）
　　　　　03-3262-5115（販売部）
印刷・製本　中央精版印刷株式会社

ISBN978-4-418-23429-5

本の内容に関するお問い合わせは、
以下の問い合わせフォームにお寄せください。
https://x.gd/ydsUz